60代、70代なら知っておく
血管と心臓を守る日常

講談社ビーシー／講談社

はじめに

60代、70代は、
「命を落とすリスク」に日々さらされている。
そのリスクを減らすための処方箋は日常生活にある

血管の中にできる「プラーク」というリスク因子

心臓血管外科医の天野篤です。

みなさんは、血管の中にできる「プラーク」というものをご存じでしょうか——。

このプラークは、血管の内皮細胞《ないひさいぼう》に余分な「ＬＤＬ（エルディーエル）コレステロール」などが蓄積してできた「かゆ状の瘤《こぶ》」のことです。ＬＤＬコレステロールは、「悪玉コレステロール」とも呼ばれているように、動脈硬化《どうみゃくこうか》を促進させる一因となり、狭心症《きょうしんしょう》、心筋梗塞《しんきんこうそく》、大動脈瘤《だいどうみゃくりゅう》、大動脈解離《だいどうみゃくかいり》といった心臓疾患や脳梗塞《のうこうそく》につながる代表的なリスク因子です。

動脈の内側の表面にあたる内皮細胞は、高血圧、高血糖、ストレスといったさまざまな要因によって傷がつきます。その傷に、ＬＤＬコレステロールなどの血液中の過剰な脂質が蓄積すると酸化され、さらにマクロファージ（細菌などの異物や老廃物を食べて体を守る白血球の一種）に取り込まれて泡沫細胞《ほうまつさいぼう》となり、最終的にプラークが形成されます。

プラークは表面が軟らかく、本物のおかゆのようにドロドロとしている不安定な状態で、血圧の変動などちょっとした刺激で簡単に破綻します。プラークが破綻すると、そこを修復するために血小板が集まって血栓《けっせん》が形成されますが、その血栓が心臓の表面を走る冠動脈《かんどうみゃく》で詰まって血流が途絶えると、突然死につながる急性心筋梗塞などを引き起こすのです。その血栓が脳の動脈や頸動脈《けいどうみゃく》で詰まれば、脳梗塞が起こります。

命にかかわる血管と心臓の病気も、生活習慣で予防できる

こうした命にかかわる血管と心臓の病気を防ぐためにも、まずはプラークがつくられないような生活習慣を意識して管理することが大切です。

たとえば、脂質の多い食事を控えたり、運動不足を解消したり、高血圧や高血糖といった血管を傷つける生活習慣病のコントロールに取り組むのが効果的だといわれています。つまりは、予防できるのです。

また、生まれつきＬＤＬコレステロールが高くなる体質を持つ家族性高コレステロール血

症の人をはじめ、体内に慢性炎症がある人も注意が必要です。プラークの不安定化に関与している「ＩＬ－６（インターロイキン－６）」や、「ＴＮＦα（ティーエヌエフアルファ）」といった炎症性の「サイトカイン（免疫にかかわる生理活性物質）」が過剰に放出されるため、プラークができやすく、破綻もしやすいといわれています。

すでにプラークができていても治療で改善できる

家族性高コレステロール血症に該当する人、生活習慣の改善を行ってもＬＤＬコレステロール値が高い場合、すでにプラークができてしまっている場合や、高血圧や糖尿病など冠動脈疾患のリスク因子が多い場合などは薬物療法が行われます。その際、広く使われているのが「スタチン」という薬です。スタチンは体内でのコレステロール合成を抑制するという主作用に加え、血管内皮機能の改善、心筋保護、抗炎症といったさまざまな作用を持つと報告されています。

すでにプラークができていても年齢が若い患者さんでは、スタチンの服用によってプラークが消失し、血管の壁がすっかり改善するケースもあります。スタチンの抗炎症作用によってプラークが最終的にかさぶた状になり、少しずつ血流に洗われてきれいになるのです。

スタチンには筋毒性の副作用があり、筋肉が破壊される横紋筋融解症《おうもんきんゆうかいしょう》の発症や、最近は常用していると「筋萎縮性側索硬化症《きんいしゅくせいそくさくこうかしょう》（ＡＬＳ＝エーエルエス）」の発症リスクが10倍になるとの報告もありました。ただし、そうした副作用が起こるのはきわめてまれなケースですし、海外では大腸がんや乳がんの罹患《りかん》リスクを低減させたというよい報告もあります。

副作用を恐れて服用しない選択をした場合、今度は動脈硬化性疾患を招いて命を落とすリスクがアップします。信頼できる医師のもとで、定期的に血液検査を受けながら服用すれば、メリットがとても大きい薬といえます。

そして、治療薬も進化しています。ほかにもＬＤＬコレステロール値を下げる薬として、２０１６年からは注射薬「ＰＣＳＫ９（ピーシーエスケーナイン）阻害薬」も登場しました。家族性高コレステロール血症の人や、心筋梗塞の既往があってスタチン単独では数値が低下しない人、糖尿病かつ動脈硬化性疾患がある人に使われています。

手術が必要であれば、手術をする

すでにプラークがある患者さんの場合、こうした薬物治療で安定化させたあと、心臓疾患があって手術が必要であれば、その手術の際にプラークも一緒に処置します。

先日、私が大動脈弁狭窄症《だいどうみゃくべんきょうさくしょう》の手術を行った患者さんも、術中に上行大動脈《じょうこうだいどうみゃく》にプラークがあるのを見つけ、さらにプラークをめくってみると下に血腫ができていました。大動脈解離を起こす「初期の初期」といえる段階です。そこで、プラークと血腫を取り除き、傷ついた血管を縫い縮めて解離が起こりにくくなるような処置を行いました。もし、プラークをそのままにしておいたら、いずれ大動脈解離を起こして突然死していた可能性があります。

このようなリスクを回避するためにも、まずはプラークができないような生活習慣を心がけ、健康診断の結果でコレステロール値が高かった場合にはしっかりと薬物治療を受けていただきたいと思います。

私は心臓血管外科医として、数多くの冠動脈バイパス手術や、心臓の弁の手術に携わってきました。これまでに執刀した心臓血管外科手術数では、すでに1万例を超える手術に携わりましたが、手術と治療の意義は患者さんがもとの元気な生活を取り戻すことにあります。私自身の願いもそこにあります。つまり、日常生活を少しコントロールすることで、健康な暮らしは本来維持できるのです。それでも、なんらかの病気になったときの支えが、治療であり、手術ということなのです。

血管や心臓の病気は加齢とともに発症頻度が高くなる

　こうした長年の生活習慣がかかわってくる血管や心臓の病気は、加齢とともに発症する頻度は格段に高くなります。とくに60代以降や、70代、80代という高齢者の方々においては、誰もが日々「命を落とすリスク」にさらされているということを意味します。

　本書は、そうした思いから『日刊ゲンダイ』で続けている週1回の連載記事が、もととなっています。そのうえで、「血管と心臓を守る」ということを主題に、予防的な側面を含めて日常生活をどのように過ごすかを中心に記しました。いわば「命を落とすリスクを減らす処方箋」に特化した書籍です。具体的な心臓の病気や治療法など「心臓元気のすべて」は、本書の前著『若さは心臓から築く　新型コロナ時代の100年人生の迎え方』により詳しく記しています。こちらも参照され、みなさんの健康長寿につなげていただくことは、心臓血管外科医として、著者として、何事にも代えがたい喜びです。

2024年3月

天野　篤

60代、70代なら知っておく **血管と心臓を守る日常**

目次

第2章 60代、70代と「暑さ」「寒さ」のこと

風呂、トイレ、睡眠……。気温の変化に備えることが長寿へと導く

心臓と入浴③

入浴は本来、心臓の健康にプラスに働く。だが、高温での長湯や、サウナなどは別の危険が潜む▼106

第3章 60代、70代は病気があって当たり前

病気と薬。トラブルを招かない付き合い方

服用する薬が増えれば副作用も多くなる。「薬の適切な処方」を今一度考えたい▼112

脳の血管が詰まって起こる脳梗塞。患者数は174万人超。心臓との深い関係がある▼117

血管がボロボロになりトラブルを生む糖尿病。心臓疾患でも重大なリスク要因▼120

突然死。高齢化とともに、心臓のポンプ機能として肺に血液を送り出す右心室が関係している▼124

不整脈は、すぐに命にかかわる心臓病ではないが、放置しておくと心原性脳梗塞や、心不全につながっていく▼128

よく耳にする「心不全」。病名ではなく心臓の働きの低下を示す。だからこそ、早く食い止めなければならない▼132

第4章 60代、70代と新型コロナ

感染しないための予防法と、万一感染したときへ備えておくこと

第5章 60代、70代と心臓病。その予兆と対策

超高齢化でますます増える心臓病。いかにわが身を守るか――

おわりに

日本人の平均寿命と健康寿命、「不健康な期間」、平均余命

男性

平均寿命
81.05歳

健康寿命
72.68歳

日常生活に制限のある
「不健康な期間」
8.37年

女性

平均寿命
87.09歳

健康寿命
75.38歳

日常生活に制限のある
「不健康な期間」
11.71年

主な年齢の平均余命（令和4年＝単位は年）

年齢	男性	女性
0	81.05	87.09
20	61.39	67.39
30	51.66	57.56
40	41.97	47.77
50	32.51	38.16
55	27.97	33.46
60	23.59	28.84
65	19.44	24.30
70	15.56	19.89
75	12.04	15.67
80	8.89	11.74
85	6.20	8.28
90	4.14	5.47
95	2.68	3.41
100	1.69	2.16
105	1.04	1.41

出典：厚生労働省2023年7月公表「令和4年簡易生命表」および、厚生労働省第16回健康日本21（第二次）推進専門委員会2021年12月20日公表「健康寿命の令和元年値について」

日本人の主な死因

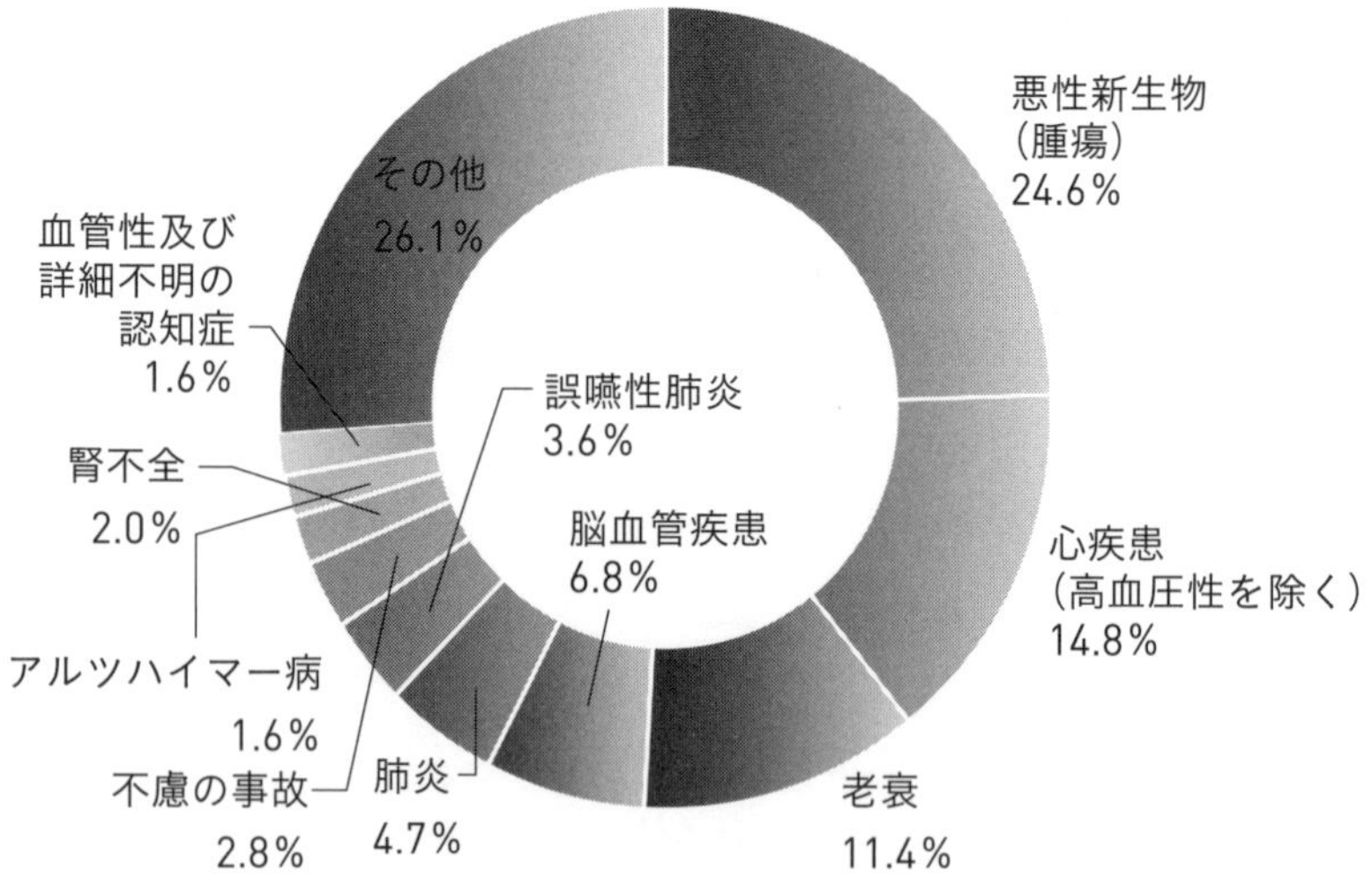

出典：厚生労働省「令和4年（2022）人口動態統計月報年計（概数）の概況」

第1章

60代、70代の日常生活

健康長寿をまっとうするための、
食事からの生活習慣

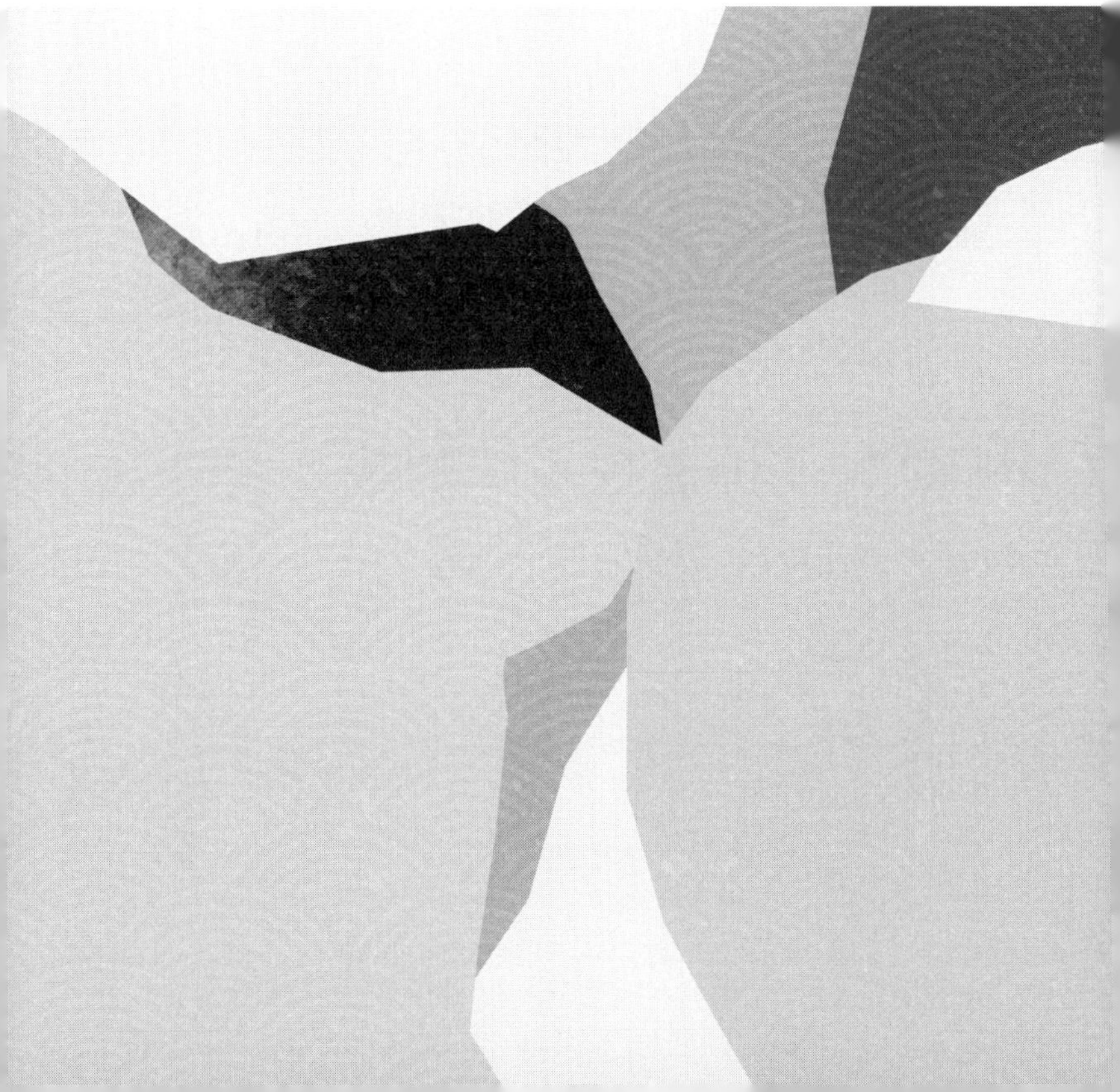

睡眠、食事、排泄——自律神経を整える3つの生活習慣で間接的に心臓病予防。サプリメントで改善できる

青魚のEPAはじめ、「心臓によいサプリメント」はあるのか？

「何か心臓によいサプリメントはありませんか——？」

患者さんからこんな質問をされることがあります。結論からお話しすると、低下した心臓の機能そのものを回復させたり、ダメになった心筋を蘇らせたりするようなサプリメントはありません。治療はもちろん、そうした点からの心臓病の予防に効果的なサプリメントは残念ながら存在しないのです。

ビタミンBやビタミンDなどを含むマルチビタミン、マグネシウムやリンなどのミネラル、コエンザイムQ10といった、いくつものサプリメントが、「心臓病の予防に効果的なのではないか」と期待され、世界各国でさまざまな研究が行われてきました。しかし、いずれもたしかな効果があるというエビデンス（科学的根拠）は得られていないのが現状です。

間接的に心臓病予防となるサプリメントはある

そうしたサプリメントのなかでも、青魚に多く含まれるＥＰＡ（イーピーエー＝エイコサペンタエン酸）や、ＤＨＡ（ディーエイチエー＝ドコサヘキサエン酸）といったオメガ３系脂肪酸の魚介由来サプリメントについては、数多くの研究が実施されています。

オメガ３系脂肪酸は、「血管の収縮や血小板凝集《けっしょうばんぎょうしゅう》を引き起こすトロンボキサンの合成を阻害して動脈硬化を抑制する」「オメガ３系脂肪酸を摂取すると体内で生成される脂肪酸代謝物が心臓の炎症や線維化を抑制して心臓を保護する」といった作用が知られているため、心臓病の改善や予防効果が期待されているのです。

ただ、これも研究によって結果はまちまちで、決定的な結論は出ていません。おおむね、「オメガ３系脂肪酸の魚油サプリメントは、心臓発作や心臓血管疾患のリスクを低下させる可能性がある」という程度に考えておけばいいという印象です。

ちなみに、アメリカ心臓協会（ＡＨＡ）は「心臓病のリスクが高く、食事で魚などを十分に摂取できない場合」は、オメガ３系脂肪酸のサプリメントを利用することをすすめています。いっぽうで、オメガ３系脂肪酸サプリメントの過剰摂取は心房細動《しんぼうさいどう》の発症リスクを高める可能性があるという研究報告もあるので、とりすぎには注意が必要でしょう。

このように、心臓病の改善や予防に直接的な効果があるサプリメントはないのが現状です。

ただ、間接的に心臓病の予防効果が期待できるサプリメントはいくつか思い当たります。

たとえば、睡眠の改善効果が認められているもの、過食を抑えて肥満予防が期待できるもの、排泄《はいせつ》をスムーズにする効果があるものなどがそれに該当します。

私自身も毎日3種類のサプリメントを飲む。目的は生活リズムを整えるため

健康な人が心臓病にならないように予防するうえでとても重要なポイントは、自律神経のバランスを崩すような生活習慣を改善することです。活動時や緊張状態で活発になる交感神経が優位になる時間が長期に続く状態になると、心拍数が増えたり血圧が上昇したりするため、心臓の負担が増すうえに動脈硬化も促進され、心臓病につながりやすくなるのです。

自律神経のバランスを整えることに大きく影響する生活習慣は、「睡眠」「食事」「排泄」です。心臓病の予防はもちろん、健康を維持するためには、この3つを適正にコントロールするための努力を惜しんではいけません。それを補助するための手段として、定期的にサプリメントを摂取することは決して悪いことではないのです。

私も、生活リズムをきちんと整えることを目的にサプリメントを使っています。さまざまなものを試してきましたが、現在は、腸内環境をコントロールするもの、抗酸化作用が認められている補酵素など3種類を飲んでいます。

個人的な考えですが、サプリメントは同じ種類でも高価なものを選んでいます。意図的な出費により「しっかり飲まなければ」という意識が強く働き、適切なサプリメント摂取の習慣が確立できるからです。

また、サプリメントを購入する際は、最初に限っては手軽にネット通販で買うのではなく、薬局やドラッグストアなどに出向くほうがよいと思います。薬剤師からサプリメントの効果などについてしっかり説明を聞いたうえで、なるべく自分に合ったものを選んで購入できるからです。それから実際にそのサプリメントを飲んでみて「合っているな」と感じたら、次回からはネット通販で購入すればいいのです。

普段飲んでいる薬の効果が増強されるサプリメントもある

もうひとつ注意する点は、普段から服用している薬との飲み合わせで相互作用が出るケースがあることです。ほとんどの場合、大きな問題はないのですが、なかには服用している薬の効果が増強されて、副作用が出やすくなってしまうものもあります。たとえば、コレステロール降下薬のスタチンを飲んでいる人がオメガ3系脂肪酸のサプリメントを飲んで、関節痛が出たり、脚がつりやすくなったりするケースも見られます。

普段からいくつも薬を服用している人は、サプリメントを飲む際は担当医に相談してください。そして、何か異変があったら医師に相談することが最善ですが、すぐに受診できない場合は処方薬とサプリメントの両方を2日間中止して、もともと服用していた処方薬から再開して様子を見てください。その後、2日間空けてサプリメントを再開し、異変が出たらそのサプリメントは継続しないほうがいいと考えます。改善があってもなくても必ず担当医に報告しておくことは忘れないでください。

心臓にトラブルを抱える人が飛行機を利用して長旅をするときの注意点

高度1万メートルの酸素濃度は70％ほどになり、心臓の負担が増える

新型コロナウイルスの感染症法上の扱いが、２０２３年5月8日に季節性インフルエンザなどと同じ「5類感染症」となって以降、旅行を再開する人も増えてきました。国内だけでなく、海外へ足を運ぶ人も少なくないはずです。そこで、心臓にトラブルを抱えている人が飛行機を利用して旅行する際の注意点をお話しします。

飛行機の機内は、地上に比べて心臓に負担がかかる環境といえます。高度１万メートルほどの上空をフライトするので、地上では１・０の気圧が機内では０・８くらいまで低くなり、酸素濃度も70％程度にまで下がります。そのため、心臓にトラブルがあって酸素を全身に送るポンプ機能が低下している人は、余計に酸素を取り込みづらくなり、それだけ心臓の負担が大きくなるのです。

航空会社各社では「航空旅行に適さない状態」の一例として、心不全《しんふぜん》、チアノーゼ心疾患（もともと低酸素状態の心疾患）、不安定狭心症、急性心筋梗塞（発症6週以内）などをあげています。これらの心臓疾患を抱えている人は、飛行機を利用した旅行は避けたほうがいいといえるでしょう。

ただし、慢性化していない心臓病で治療を受けたあと、心臓リハビリテーションに取り組んで心肺運動負荷試験（CPX＝シーピーエックス）をクリアしている人であれば、飛行機で旅行をしても問題はありません。CPXは、運動中の酸素濃度や二酸化炭素濃度、換気量をリアルタイムに計測して、心臓や肺などの総合的な機能から患者さんの体力（運動耐容能）を評価する試験です。

いっぽう、慢性心不全で心機能が低下している人はもちろん、心臓リハビリテーションの最中に不整脈《ふせいみゃく》が出たり、予定していた運動耐容能まで到達できなかった人は飛行機に乗るのはやめておいたほうがいいといえます。また、普段の生活で2階分くらいの階段を上る際、途中で休んで息継ぎしながらでも上り切れない人は、心機能に問題があるので、飛行機による長旅は控えましょう。

血液サラサラの薬、降圧薬、血糖降下薬の服用には、工夫が必要

心臓病の状態をしっかりコントロールできていて飛行機が問題ない場合でも、血液をサラサラにする抗凝固薬《こうぎょうこやく》、血圧を下げる降圧薬、血糖降下薬を飲んでいる人は、海外に出向いた際は服薬に注意が必要です。日本との時差を考慮しないと、薬を過剰に飲むことになって、出血しやすくなったり、血圧が下がりすぎてしまったり、低血糖を起こす危険があるのです。

心臓手術を受けて服薬中の患者さんには、「現地に着いてから最初の睡眠をとるまでは時計を現地時間に合わせるのはやめておき、その日は薬は飲まないで過ごす。翌日、起床したら時計を現地時間に変更し、その時刻にしたがっていつもどおりのペースで薬を飲むように」と、お話ししています。

日本に帰国したときも、同じ手順で薬を飲むようにします。この方法ならば、薬が効かない、あるいは効きすぎるといった不具合を避けることができるのです。

ほかの注意点としては、機内で体調が悪くなった場合は、設置されている酸素を吸引すれば、基本的には一時的に改善するケースがほとんどです。なので、我慢はせずに客室乗務員に申し出て対応してもらいましょう。もちろん、旅行前に体調が悪ければかかりつけ医に相

談し、飛行機に搭乗する前には、心臓トラブルや治療歴があることを航空会社にきちんと伝えておくことが大切です。

機内での飲んだり食べたりは心臓の負担となる

もうひとつ、機内では節度のある行動を心がけてください。海外旅行などで長時間のフライトになると、機内ではさまざまな飲食物が提供されます。飲んだり食べたりすれば、それに合わせて排泄も生じます。また、なかなか寝つけないケースもあって、飲食、排泄、睡眠のペースが崩れがちになります。これは心臓にとって負担がかかる状態といえます。ですから、機内でも普段どおりの生活ペースで過ごせるように自己管理することが大切です。たとえば、いきなりお酒を注文してガンガン飲み続けたり、眠るためにアルコールを流し込んだりといった行動は避けましょう。

ちなみに、不整脈などがあってペースメーカーをつけている人も、飛行機による旅行は問題ありません。ここ10年くらいの期間に新規で植え込んだ、あるいは電池交換を行っていれば、不具合が起こることはなく、安心して旅行できます。

「噛む力」が弱い人は循環器疾患に5倍かかりやすい……。その背景には、副交感神経の働きが関係している

「しっかり噛む」という動作が心臓に影響を与えている

「噛《か》む＝咬合力《こうごうりょく》が弱い人は心臓疾患になりやすい」という研究報告があります。

国立循環器病研究センター、新潟大学、大阪大学の共同研究チームが、大阪府の吹田市民を対象としたコホート研究（統計上、同一の性質を持つ集団への調査研究）を解析したもので、50～79歳の一般住民のうち歯科検診を受診した１５４７人を追跡したところ、

「噛む力＝最大咬合力が低い人は、噛む力の高い対象者に比べて循環器疾患の新規発症リスクが最大5倍も高い」

ということがわかったのです。

なぜ、噛む力が弱くなると心臓疾患を発症しやすくなるのかについては、まだはっきりしたことはわかっていません。ただ、「しっかり噛む」という動作そのものが心臓に影響を与

えていることが考えられます。

しっかり嚙む人は、副交感神経が優位になる状態が多くなる

食事をするなどして上下の歯を合わせて嚙む動作をすると、「嚙んだ」という情報が脳に伝わり、次に消化吸収を促進させようとします。このとき、活発に働くのが副交感神経です。

人間が生命を維持するために欠かせない呼吸、血液循環、体温調節、消化、排泄といった機能は自律神経によってコントロールされています。自律神経は、交感神経と副交感神経のバランスで成り立っていて、交感神経は活動時や緊張状態で優位になり、副交感神経はリラックスしているときに優位になります。

交感神経が優位な状態では、神経伝達にかかわるホルモンのひとつ、「アドレナリン」が分泌されて心拍数増加や血管収縮による血圧上昇が起こり、心臓の負担が増えて動脈硬化が促進されてしまいます。

いっぽう、副交感神経が優位になると、心拍数が抑えられ、血管が拡張して血圧も低下し、心臓の負担は少なくなります。日頃からしっかり嚙むことができる人は、副交感神経が優位になる状態が多くなり、心臓や血管へのダメージを減らせると考えられるのです。

食べ物を噛み砕けなくなると、結果として動脈硬化が進む

また、われわれが噛む動作をするときは、咀嚼筋《そしゃくきん》だけでなく、舌、口蓋、喉《のど》、咽頭などさまざまな筋肉が動きます。噛むことでそうした筋肉が緩むと副交感神経の働きが高まり、心拍数を上げたり血圧を上昇させたりするストレスホルモンの過剰な分泌が抑制されることもわかっています。一定間隔で噛むリズムが、副交感神経を優位にするという意見もあります。

さらに、副交感神経とは関係なく、噛む力が弱くなると食べ物をうまく噛み砕けなくなるため、野菜や肉、魚介類といった硬いものを避け、糖質が多く含まれた軟らかいものを選んで食べるようになる。そうした食生活の変化が動脈硬化を促進して、心臓疾患の発症リスクが高まるという見方もあります。

噛む力は、歯の本数にも関係している

噛む力は歯の本数と関係していることも考えられます。65歳以上の日本人２万人以上を対象に４年間追跡した調査では、歯が20本以上残っている人の死亡率に比べ、10～19本の人で

1・3倍、0〜9本の人で1・7倍上昇したと報告されています。歯が多く残っている人ほど認知症や転倒のリスクが低いこともわかっていて、心臓疾患との関連も指摘されています。

こういったいくつもの理論に対してきちんとした科学的な裏づけがそろってくれば、心臓疾患の予防や治療に大いに役立つでしょう。たとえば、噛む力が強い人と弱い人それぞれのバイオマーカー（生理学的指標）を測定してどんなときに、どのように動いているかを調査します。噛む力に応じて咀嚼《そしゃく》のスピード、作業効率、食事量、食事内容にどのような変化があって、それが心臓に対してどのような影響を与えるのかデータを蓄積していくのです。噛む力と心臓疾患の関係をはっきりさせるには、そうした研究や調査の積み重ねが必要で、それによって得られた知見が適切な医療につながっていきます。

噛む力や歯と心臓の関係について、今後のさらなる研究に期待しています。

心臓にトラブルを引き起こす要因は、やはり高血圧。ワクチン接種後に血圧が上昇する人も用心したい

新型コロナのワクチン接種後に「上の血圧が１８０」まで上昇

新型コロナウイルスの感染拡大が収束したあとも、日本ではワクチン接種を進めてきました。２０２３年の秋段階では、７回目の接種を終えた人もいますが、そんな状況下であらためて注視されているのが「血圧」です。

病院で計測した場合、「上の血圧（収縮期血圧）１２０㎜Hg（ミリメートルエイチジー）未満／下の血圧（拡張期血圧）80㎜Hg未満」が正常の範囲で、「上の血圧１４０㎜Hg以上または下の血圧90㎜Hg以上」になると高血圧と診断され、その間の数値では「正常だが高めの血圧」と定義されます。

高血圧の人は新型コロナウイルス感染症の重症化や死亡リスクが高いことが報告されています。また、ワクチン接種後に血圧が大幅に上昇するケースが見られ、なかにはワクチン接

種後の血圧計測で、前ぶれなく「上１８０程度、または下１３０程度まで」上昇する患者さんもいました。これは「Ⅲ度高血圧」（上の血圧１８０㎜Hg以上かつ／または下の血圧１１０㎜Hg以上）に該当する数値で、放置していると脳血管や心臓血管疾患で死亡するリスクが正常範囲の人と比べて、およそ10倍になります。ワクチン接種との因果関係はわかっていませんが、海外でも同様の血圧上昇が報告されています。

日本人は歴史的にも塩分過剰

そもそも日本では、心臓にさまざまなトラブルを引き起こす、いちばんの要因は高血圧です。血圧が高くなると、心臓が血管に血液を送り込む際により大きな力が必要となり、それだけ心臓に負担がかかります。血管にも大きな圧力がかかるので、血管の内壁が傷ついて動脈硬化や瘤化《りゅうか》が起こりやすくなります。すると狭心症や心筋梗塞などの虚血性心疾患《きょけつせいしんしっかん》、大動脈解離、不整脈といった心臓疾患につながるのです。

現在の日本では約４０００万人が高血圧に該当すると推定されていますが、日本人はもともと高血圧の〝素養〟を持つ人が多いといわれています。諸外国と比べて塩分摂取量が多いのです。塩分を過剰摂取すると、血液の浸透圧を一定に保つために血液中の水分が増加して血液量が増えます。すると血管の内壁に加わる抵抗が強くなり、血圧を上昇させます。

日本人の塩分摂取量は成人１日当たり11グラムというデータがあります。ＷＨＯ（ダブルエイチオー＝世界保健機関）の推奨摂取量は１日５グラム以下ですから、２倍以上です。江戸時代には１日50グラムも摂取していたといわれているように、歴史的にも日本では塩分の過剰摂取が続いてきたといえるでしょう。

座っている時間が長くなると血流が悪くなり、血圧が上がる

高血圧は遺伝的要因も関係しているといわれていて、両親やきょうだいに高血圧の人がいる場合、本人も高血圧になりやすいことが知られています。日本は島国ですから、そうした因子が薄まることなく蓄積され、高血圧体質の人が多いと推察されます。

さらに近年は、それほど体を動かさず頭を使って仕事をする機会が増えています。座っている時間が長くなると、血液を心臓に戻す脚のポンプ機能が働かなくなり、血流が悪くなります。すると、全身に血液を送り出している心臓は余計な力が必要になり、血圧が上がります。座ったまま脚を動かさずに１時間を経過すると、血流が悪くなって血管内皮に悪影響を与えるという報告もあります。こうした生活習慣の変化も高血圧の人が増えた一因になって

います。

高血圧人口が増えるなか、寿命が延びているのは降圧薬の進化

高血圧の人が増えている状況でも、寿命が延びているのは、血圧を下げる降圧薬が年々進化しているからです。現在の日本では大きく分けて6種類の降圧薬が処方されていて、それぞれ新しいタイプもどんどん開発されています。いずれもよく効くので、高血圧の人が血圧をきちんと管理するためには欠かせません。

ただ、薬によって血圧が下がりすぎてしまいトラブルにつながるケースも少なくありません。ですから、降圧薬とうまく付き合っていくためには、定期的に自分で血圧を測定して、きちんと血圧をコントロールできているかどうかを確認しながら服用することが大切です。

また、医療機関では高血圧とは診断されず、降圧薬を飲んでいない人のなかにも、じつは血圧が高い状態だったというケースがあります。血圧は状況に応じて変化するため、本当は高血圧体質なのに自分では気づいていない人がいるのです。

そうしたリスクを避けるためにも普段から肩こりや頭重感、首のあたりで脈拍を自覚するような方は毎日朝晩2回、血圧を測り、数値を把握しておくことをおすすめします。

食事でとる脂質の質が、動脈硬化や血栓のリスクを下げ、心臓に悪影響をもたらす血圧も下げる

飽和脂肪酸を多価不飽和脂肪酸に置き換えれば心臓血管病も減る

心臓トラブルに関係しているのは血圧だけではなく、近年、注目されているのが「脂質」のことです。つまりは、食事で接種している油の質が問われています。

脂質はまず、「飽和脂肪酸」と「不飽和脂肪酸」に大きく分けられます。

飽和脂肪酸は、バターなどの乳製品や肉、ラードといった動物性脂肪、ココナツ油などの熱帯性植物油脂に多く含まれています。

もういっぽうの不飽和脂肪酸は、その分子構造の違いからさらに「一価不飽和脂肪酸」と「多価不飽和脂肪酸」に分けられ、前者はオリーブオイルや、なたね油（オレイン酸）、後者は植物油（オメガ6系脂肪酸＝リノール酸）や青魚（オメガ3系脂肪酸＝ＥＰＡ、ＤＨＡ）に多く含まれます。

これらの脂質＝脂肪酸が心臓に与える影響について、世界各国でさまざまな研究が報告されています。アメリカ心臓協会（ＡＨＡ）は、「摂取する動物性の飽和脂肪酸を減らし、植物性の多価不飽和脂肪酸を増やすと心臓血管病の発症や死亡を減らす」として、飽和脂肪酸を多価不飽和脂肪酸に置き換えるよう勧告しています。大規模研究によって、飽和脂肪酸は動脈硬化の原因になるＬＤＬコレステロールを増加させ、心臓疾患を起こしやすくすることが明らかになり、いっぽうの多価不飽和脂肪酸はＬＤＬコレステロールを減らして動脈硬化や血栓を防いだり、血圧を低下させたりすることがわかったからです。

血管壁に蓄積するＬＤＬコレステロール。突然死にも関与する

また日本の研究では、青魚に多く含まれる多価不飽和脂肪酸（オメガ3系脂肪酸）には心臓を保護する作用があることが報告されています。心臓に存在するマクロファージがオメガ3系脂肪酸から生成する脂肪酸代謝物「18－ＨＥＰＥ（エイチイーピーイー＝ヒドロキシエイコサペンタエン酸）」によって、心臓の炎症や線維化が抑制され、心機能を改善することがわかったのです。

ほかにも、オメガ3系脂肪酸は心臓疾患のリスク因子である肥満や、糖尿病に関係するイ

ンスリン抵抗性を改善することが知られています。

こうした脂質と心臓に関する数々の研究結果はもちろん、私のこれまでの経験から見ても、中高年が加齢による心臓疾患を予防または回避するために、もっとも重視してコントロールしたほうがいいリスク因子はコレステロールだと考えています。

コレステロールは体を正常に保つ働きがある重要な脂質ですが、ＬＤＬコレステロールが増えすぎると血管の壁に蓄積して動脈硬化の原因になります。動脈硬化は心臓疾患や、脳の血液の急な循環障害から生じる脳卒中《のうそっちゅう》（脳梗塞、くも膜下出血など）の大きなリスク因子で、突然死を招く危険がアップします。

日本人のコレステロール値は１９８０年を過ぎてから急上昇し、２０００年頃から総コレステロールの平均値が欧米の水準以上に高くなっています。もともと、日本人男性はＬＤＬコレステロールが高く、ＨＤＬコレステロールが低い傾向にあるため、突然死のリスクが高まっているといえるでしょう。

薬を服用してもＬＤＬコレステロールの値は管理すべき

コレステロール値が急激に上がり始めたタイミングは、働き盛りを迎えた中高年世代が生まれた時期に当たります。今は心臓に問題がなくても、やがて心臓疾患の発症が増える75歳に差しかかるタイミングで、ＬＤＬコレステロールが心臓にトラブルを引き起こす可能性が高くなるのです。

健康診断などですでにＬＤＬコレステロールの値が「高め」と指摘されている人は、スタチンなどのコレステロール降下薬を使って早めにコントロールすることをおすすめします。まだそこまで数値が高くない場合でも、コレステロール値の上昇を防ぐために生活習慣の改善が大切です。なかでも食事に気をつけましょう。肉やバターなどの乳製品から摂取している飽和脂肪酸を減らし、オリーブオイルや魚から摂取する不飽和脂肪酸を増やすことで、ＬＤＬコレステロールを減少させれば、心臓疾患の予防につながります。

肉や乳製品に偏る食事を、魚や野菜に変えていく

アメリカで実施された大規模研究の解析では、バターなどの飽和脂肪酸の摂取量を5％減らし、その分のカロリーを、オメガ6系の植物油や青魚に含まれる多価不飽和脂肪酸に置き換えると、心臓疾患の発症リスクが25％減少したということです。また、一価不飽和脂肪酸では15％減少、全粒穀物では9％減少したといいます。全粒穀物というのは、玄米や雑穀な

ど精製されていない穀物のことです。

とはいえ、飽和脂肪酸は摂取量が少なすぎると脳卒中を起こすリスクが高くなるとの報告もあり、脂質は適度なバランスで摂取することが重要です。肉や乳製品に偏る食事を魚や野菜類に置き換えて、サラダ用のオイルには植物油を使うように心がけることが食生活改善の第一歩といえます。

60代、70代から増えていく3大生活習慣病

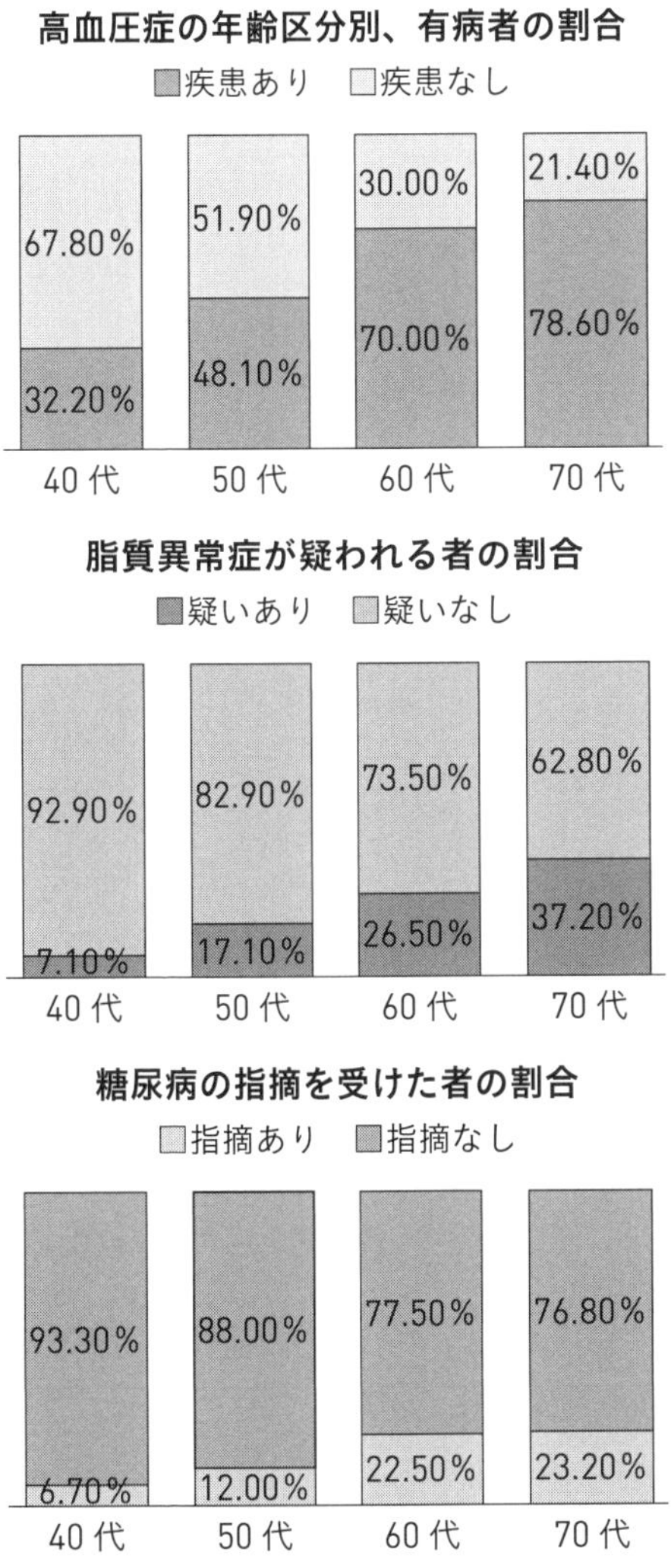

出典：厚生労働省「令和元年　国民健康・栄養調査報告」における、「高血圧症有病者の状況」「脂質異常が疑われる者の状況」「糖尿病の指摘の状況」より

過食で上昇する血糖値。「肥満」を防ぐ食生活こそが、心臓を守り健康寿命を延ばす

肥満の人は過食により、血糖値が上昇しやすくなっている

前項ではわれわれが普段から摂取している「脂質＝油」が心臓に問題を引き起こす大きな要因になっていることについてお話ししました。心臓疾患の予防も含めた健康維持のためには、肉や乳製品に偏った食事を魚や野菜類に置き換えたり、サラダ用のオイルには植物油を使うようにしたりと心がけ、コレステロールを管理することが第一歩になるのです。

また、高血圧や糖尿病を予防することも、心臓を守り、健康寿命を延ばすためには重要になります。これらの生活習慣病のすべてに大きくかかわっているのが「肥満」です。

肥満の人は過食であることが多く、普段から中性脂肪やコレステロール、塩分、糖質を多く含む食品を過剰に摂取しているといえます。まずは、その点を自覚すべきです。

そうしたベースに加え肥満になると、血糖値を下げるホルモンの一種「インスリン」の効

きが悪くなって抵抗性を示します。すると、筋肉や脂肪細胞でブドウ糖が吸収されにくくなり、血糖値が上がりやすくなるのです。

また、インスリン抵抗性があるとインスリンが過剰に分泌されるようになります。そうなった場合、肝臓が中性脂肪の合成を促進し、中性脂肪を多く含んだＶＬＤＬ（ヴイエルディーエル＝超低比重リポタンパク質）が血中に過剰に放出されて「脂質異常症（高ＬＤＬコレステロール血症）」を招きます。

肥満が脂質異常症、高血圧、糖尿病のリスクを高め、心臓病リスクを上げる

インスリンの過剰分泌は、高血圧にもつながることがわかってきました。インスリンは腎臓でのナトリウムの再吸収を高進して血液中のナトリウム濃度を高めるので、それを薄めるために水分が血管に流れ込みます。その結果、血液量が増加することになり血圧が上昇するのです。インスリンの過剰分泌は交感神経系も刺激し、末梢血管を収縮させる働きがあるホルモンが放出されます。これも血圧を上げる要因になります。

さらに、肥大した脂肪細胞からは「アンジオテンシノーゲン」という生理活性物質が分泌されます。この物質には血管を収縮させる働きがあるため、これも血圧を上昇させます。

つまり肥満は、脂質異常症、高血圧、糖尿病のリスクを高めます。これらは重なれば重なるほど動脈硬化が進行し、心臓疾患が発症しやすくなってしまうのです。

ペットの寿命が延びたのも食生活の改善の結果

肥満を予防するためにもっとも注意すべきなのが食生活です。冒頭でもふれましたが、偏った食事を改めて、ご飯などの主食を食べすぎないようにしつつ、肉、魚、大豆製品、野菜、キノコ類といったおかずをバランスよく摂取するように心がけましょう。脂肪分が多い油物や塩分の多い食事を控えるなど、日頃から気をつけることが大切です。

ただ、それはわかっていてもなかなか実践できない人がほとんどでしょう。「好きなものを食べる」という欲求はそれくらい大きいものなので、まずは、「食生活の改善が肥満を予防して健康寿命を延ばす」と強く意識することを心がけてみてください。もちろん、摂取したカロリーを適正に消費する運動が重要なのは言うまでもありません。

近年、ペットとして飼われている犬の寿命が大幅に延びています。かつては10年前後でしたが、2012年から2020年の8年間で5年ほど長くなりました。これは、効果的な薬を使った感染症対策、獣医療の進歩、飼い主との適切なコミュニケーション、適度な運動の増加など、いくつか要因がありますが、「食事の管理」が大きいと考えられます。

最近は、毎日与えるドッグフードの質が大きく改善されていて、年齢や全身状態に応じてビタミンなどのさまざまな栄養素が配合されています。犬の生活習慣病を予防するための食事管理が進み、寿命が延びたのです。

健康寿命にも食事は大きくかかわっている

われわれ人間も同じです。日々の食事によって栄養状態が改善し、医療が大きく進歩し、生活習慣病をコントロールするために効果的な薬がたくさん開発されました。日本では、保険制度によって誰でも手厚く高水準の医療が受けられます。

日本人の平均寿命が、男性81・05歳、女性87・09歳まで延びたのも、そうした環境が整ってきたおかげといえます。ただし、それらの平均寿命と、寝たきりや要介護状態ではない健康寿命には大きな差があります。健康寿命は男性72・68歳、女性75・38歳ですから、健康上の問題で日常生活に制限のある期間が9〜12年もあるのです。その差に大きくかかわっている一因が食事だと考えられます。体によいものをバランスよく食べる。逆に健康に悪い油や塩分を控えるといった日々の心がけが、高齢になったときに差となって表れるのです。

動脈硬化を予防するには、「脂質」のコントロールが最重要

動脈硬化の最大の原因は、高LDLコレステロールによる脂質異常症

2022年7月、日本動脈硬化学会が定めている「動脈硬化性疾患予防ガイドライン2022年版」が5年ぶりに改訂されました。同ガイドラインはもともと1997年から「高脂血症診療ガイドライン」として発表されていたもの（2007年に現在の名称に変更）で、動脈硬化のリスクを包括的に管理することで、動脈硬化性疾患の予防を目指しています。

心臓から送り出される血液を全身に行き渡らせる役割を担う動脈が、硬くなって柔軟性がなくなった状態が動脈硬化です。狭心症や心筋梗塞、大動脈解離、大動脈弁狭窄症といった心臓疾患をはじめ、脳梗塞や脳出血といった命にかかわる深刻な病気の大きなリスク因子になります。

動脈硬化は、加齢に伴う血管の老化に加え、高血圧や高血糖によっても進みますが、もっ

とも大きな原因は高ＬＤＬコレステロールによる脂質異常症（高ＬＤＬコレステロール血症）です。今回のガイドライン改訂でもやはり脂質管理が重視されていて、「非空腹時のトリグリセライド（中性脂肪）基準値の設定」や「糖尿病患者におけるコレステロール管理目標値の厳格化」などが盛り込まれています。

脂質には大きくＬＤＬコレステロール（悪玉コレステロール）、ＨＤＬコレステロール（善玉コレステロール）、トリグリセライド（中性脂肪）の３つがあり、いずれかが基準値から外れている場合に脂質異常症と診断されます（48ページ）。

血液中の脂質が過剰に増えると、動脈の内膜にＬＤＬコレステロールなどの脂質が蓄積し、「プラーク（粥腫《じゅくしゅ》）」と呼ばれる塊ができます。そのプラークが大きくなって血管内を狭くし、破綻し、崩れることでつくられた血栓が詰まって血流が途絶えると、心筋梗塞や狭心症を引き起こすのです。また、血栓が脳の動脈や頸動脈に詰まると脳梗塞が起こります。

2000年を境に、日本ではコレステロール値が高い人が増え

動脈硬化を予防して命にかかわる病気の発症リスクを下げるために、今の高齢者、いや中高年がもっとも重視しなければならないのがコレステロールの管理です。

日本では、2000年を境にコレステロール値が高い人の割合が急速に増えていて、総コレステロールの平均値が欧米の水準以上に高くなったとされています。今が働き盛りの40～50代の中高年の血液検査と、現在80～90代の高齢者が働き盛りだった40年ほど前の血液検査の結果を比べてみると、今の中高年はとりわけLDLコレステロールの数値が高いのです。

1945年の終戦前後に生まれた人たちは、戦後の食生活や生活習慣の変化によって、体質が高コレステロールに傾きました。さらに〝島国〟である日本では、そうした高コレステロール＝動脈硬化体質を持った人同士が一緒になるケースも多く、高コレステロール家族＝動脈硬化の家系ができやすくなります。

そうした環境では、1970年代のアメリカで心筋梗塞による死亡が急増したように、高コレステロール体質、つまりは動脈硬化体質の人たちが「自然淘汰」される状況が訪れても不思議はありませんでした。

優秀なコレステロール降下薬「スタチン」はあるが……

しかし、ちょうど同じ時期に日本の研究者・遠藤章博士が発見した「スタチン」という優秀なコレステロール降下薬が登場し、動脈硬化によるさまざまな病気の予防ができるようになりました。そのため、高コレステロール＝動脈硬化体質を持つ多くの人が救われることになり、現在に至っています。

ただ、スタチンの効果には限界があり、高齢者では対応が難しいうえ、高コレステロール＝動脈硬化体質が強い人たちに対してはそれだけで抑制できるわけではありません。また、スタチンは悪玉のＬＤＬコレステロールを減らしますが、善玉のＨＤＬコレステロールを増やす効果は十分ではなく、中性脂肪抑制効果もないためやはり限界があります。さらに、脂質異常症が増え始めた２０００年以降は、糖尿病の患者さんも増えてきたため、動脈硬化の予防には血糖の管理も重要になってきました。今回のガイドライン改訂で糖尿病患者のコレステロール管理目標値が厳格化されたのも、その流れを強化した形だといえるでしょう。

動脈硬化の予防には、薬とともに食事の改善が欠かせない

薬だけではどうしても限界があるため、動脈硬化の予防には食事の改善が欠かせません。同ガイドラインでは、動脈硬化のリスクを減らす食事として、次のことがあげられています。

●肉の脂身、動物性脂肪、加工肉、鶏卵の大量摂取を控える

●魚の摂取を増やし、低脂肪乳製品を摂取する
●未精製穀類、緑黄色野菜を含めた野菜、海藻、大豆および大豆製品、ナッツ類の摂取量を増やす
●糖質含有量の少ない果物を適度に摂取し、果糖を含む加工食品の大量摂取を控える
●アルコールの過剰摂取を控え、「25グラム／1日」以下に抑える
●食塩の摂取は「6グラム／1日」未満を目標にする

こうしたことなどが推奨されています。すべてを完璧《かんぺき》に実践することは困難ですが、動脈硬化体質をすでに指摘されている方にはひとつの目標となり、意識して心がけることが健康寿命を延ばすと考えられます。

血液検査による脂質異常症診断基準

LDL コレステロール	140mg/dL 以上	高 LDL コレステロール血症
	120 ～ 139mg/dL	境界域高 LDL コレステロール血症
HDL コレステロール	40mg/dL 未満	低 HDL コレステロール血症
トリグリセライド	150mg/dL 以上（空腹時採血）	高トリグリセライド血症
	175mg/dL 以上（随時採血）	高トリグリセライド血症

出典：日本動脈硬化学会「動脈硬化性疾患予防ガイドライン 2022年版」

動脈硬化そのものに有効な治療は今もない。唯一効くのが、歩くことなどの運動。血流が増え動脈を軟らかにする

毎日30分、あるいは週１５０分の運動が血管を軟らかにする

前項に引き続き、動脈硬化の予防についてお話しします。心臓から送り出される血液を全身に行き渡らせる役割を担うのが動脈です。その動脈が硬くなって柔軟性が失われた状態を「動脈硬化」といいますが、動脈硬化が続くと、狭心症、心筋梗塞、大動脈解離、大動脈弁狭窄症といった心臓疾患をはじめ、脳梗塞や脳出血といった病気の大きなリスク因子になります。しかも、現時点では動脈硬化そのものを治す治療は存在しないので、予防が何より大切なのです。

しっかり予防するためには、食事や薬による脂質管理（コレステロールの管理）に加え、運動がとても重要です。運動によって、なぜ動脈硬化が改善するのかについてのメカニズムはまだはっきりわかってはいませんが、運動で血流量が増えると、もっとも内側にある血管

内皮細胞に「ずり応力」という物理的刺激が加わり、血管を軟らかくする作用がある一酸化窒素が増えるためだと考えられています。

できるだけ座っている以外の時間を長くする

いずれにせよ、とくに有酸素運動が動脈硬化の予防に有効であることは数々の研究で明らかになっていて、2022年7月に改訂された日本動脈硬化学会の「動脈硬化性疾患予防ガイドライン2022年版」でも、それらの研究に基づいた運動療法の指針が示されています。それによると、ウォーキング、速足、水泳、エアロビクス、スロージョギング、サイクリングなどの有酸素運動を、「ややきつい」くらいの強度で、毎日30分あるいは週150分を目標に週3回は実施することが推奨されています。もちろん、持病がある場合は医師の指導に従うことが大前提です。

また、有酸素運動以外の時間もこまめに歩くなど、できるだけ座ったままの生活を避けることも推奨しています。座位時間が長いと、心血管疾患や冠動脈疾患、脳卒中、糖尿病の発症が増え、心血管疾患による死亡や総死亡も増えるという多数の研究報告があるのです。座位時間を長時間継続せずに中断すると、血糖値やインスリン抵抗性が改善することもわかっていて、動脈硬化性疾患の予防が期待できます。ですから、座っている状態をこまめに中断して、長時間続けないように心がけることも大切になります。

運動は体の筋肉量を増やし、臓器への血流も増やす

有酸素運動や日常生活でこまめに動くことは、筋肉量を増やすうえでも大事です。じつは血管も筋肉のひとつ。心臓にとって、全身の筋肉量はきわめて重要といえます。一般的に筋力は加齢に伴って衰えていき、加えて日頃から運動をせずにいると全身の筋肉量はますます減ることになります。筋肉は心臓が送り出す血液の〝受け皿〟なので、筋肉量が減ると血圧の調節力が低下します。そうなると、重要な働きをしている臓器への血流を確保するために心臓はフル回転を強いられ、負担が増大するのです。

逆に筋肉量が増えると筋肉の血液量も増えるため、血圧の調節が自律神経も関与してバランスよく行われ、さらにはインスリン抵抗性が改善されたり、善玉のＨＤＬコレステロールが増えたり、動脈硬化ひいては心臓疾患の予防につながります。年をとっても筋肉量を落とさないためには、日常生活で意識して歩く時間を増やすことが有効です。といっても、高齢になると外出するのはおっくうですし、目的もなく歩くのは難しいという人がほとんどでしょ

う。日常の買い物の際などに、少し遠いお店に足を延ばすくらいしかありません。

日常生活のなかで「いかに歩くか」の仕掛けをつくる

そこで、「日常生活でいかに歩く場面を増やすか」という観点に立ったさまざまな技術の進歩が期待されます。たとえば、スマートフォンの充電です。今はパッドの上に置くだけでワイヤレス充電できるものが登場していますが、これをさらに進化させ、町中に設置された〝充電道路〟の上を一定時間歩くと、スマートフォンの充電ができるような設備が開発されれば、高齢になっても「必要だから歩く」人が増えるでしょう。ほかにも、スマートフォンに搭載されている位置情報などを利用して、歩いた距離や時間に応じてポイントを付与し、買い物などに使えるアプリが今よりもっと充実すれば、中高年や高齢になっても歩きたがる人が増えるのは間違いありません。必要だから歩く人が多くなればなるほど、結果的に心臓や脳などの動脈硬化性疾患、糖尿病、腎機能障害による人工透析の患者さんが減って、右肩上がりで増え続けている医療費の抑制につながるからです。動脈硬化が進んで病気になったから治すのではなく、病気にならないように動脈硬化を予防することが、何より大切で、ひいては健康寿命の延長につながっていくと考えています。

尿酸はプリン体が分解されてできた老廃物。その尿酸値をしっかりコントロールして心臓を守る

中年期に尿酸値が高いと将来的な心房細動リスクが大幅に上昇する――。

2023年1月、アメリカ心臓協会（AHA）のオープンアクセスジャーナルに、そんな研究結果が報告されました。スウェーデンのカロリンスカ研究所が調査したものです。それによれば、30～60歳で心血管疾患の既往がないスウェーデンの一般住民33万9604人を尿酸値の高さで4群に分類し、平均26年間追跡したところ、尿酸値がもっとも高い上位25％の群は、尿酸値がもっとも低い下位25％の群と比べると、心房細動リスクが45％高かったといいます。

尿酸というのは体内でプリン体が分解されてできた老廃物です。強い抗酸化作用があり、酸化ストレスから組織を守る有益な作用を持つといわれています。しかし、尿酸の血中濃度が7㎎／dLを超えると結晶になりやすく、その結晶が関節などにたまり、たとえば足の親指

付近に激痛を引き起こすことでも知られています。いわゆる「痛風《つうふう》」です。さらに、高尿酸値が続くと結石ができやすくなり、「尿管結石」など激痛を伴う病気につながります。

それらに加え、今回の研究で心房細動との関連が明らかになりました。心房細動は心臓が規則正しい心房の収縮ができなくなる不整脈のひとつで、それだけで命にかかわることはありませんが、心不全を合併したり、心臓内に血栓ができやすくなったりし、心原性の脳梗塞を起こすリスクがアップします。

高尿酸値は血管の壁を厚くし、動脈の石灰化にも関係する

論文の筆頭著者は、「尿酸が心血管代謝を介する機序によって心房細動のリスクと関連するだけでなく、ほかのメカニズムを介して心房細動の発症に直接影響を与え得ることを意味する。メカニズムの特定にはさらなる研究が必要だが、炎症が関与している可能性がある」と述べています。

実際、高齢者における心房細動は、加齢に伴う心房筋細胞の劣化で生じた慢性炎症によって起こっているという考え方があります。そのうえで、尿酸値が体に望ましい値を超えると、炎症のコントロールが不十分になって心房細動につながる可能性が指摘されているのです。

今のところ、この研究だけでは、尿酸値が高い状態＝高尿酸血症が直接的に心房細動のリスクを高めるのか、尿酸値を下げれば心房細動を予防できるのか、尿酸値は単なるマーカーにすぎないのか、といったことまではわかりません。ただ、尿酸値が心血管疾患の発症と大きく関係しているという報告が欧米に数多くありますし、高尿酸血症の人の死亡原因の第１位は心筋梗塞などの心血管疾患というデータも出ています。

尿酸が基準値を超える状態が続くと、血管の細胞が尿酸を取り込んで血管の壁が厚くなり、血液の通り道が塞がれて心筋梗塞や狭心症のリスクが高まるのではと考えられているのです。また、高尿酸値は動脈の石灰化にも関係していることも明らかになっています。

プリン体を控える食生活が難しければ、生成を抑える薬を服用する

日本人の男性は、戦後のライフスタイルの変化などが要因となり、基本的に高尿酸血症に傾いている人が多く見られます。実際、日本では痛風患者が約１００万人、また〝隠れ痛風予備群〟ともいわれる無症候性高尿酸血症は、５００万人はいると推計されています。痛風や結石といった高尿酸血症による疾患はもちろん、心臓を守る意味でも、尿酸値をしっかりコントロールすることは大切です。

尿酸値を下げるには、プリン体が多く含まれる肉や魚介類、アルコール類の摂取を控えるなどの生活習慣の改善が重要ですが、それが難しい人は薬による治療を検討したほうがいいかもしれません。尿酸値を下げる薬には、尿酸の生成を抑える「尿酸生成抑制薬」と、尿酸の排泄を促す「尿酸排泄促進薬」の2つのタイプがあります。これらは古くから使われているため、作用機序や副作用についてしっかり把握されていて、効果と安全性が確保されています。

また、尿酸生成抑制薬は尿酸値を下げるだけでなく、老化防止に関与しているのではないかともいわれていますし、心筋保護の作用があって慢性心不全の進行を遅くするという副次的な効果も指摘されています。ほかにも抗血小板薬《こうけっしょうばんやく》と一緒に使ったとき、少量の抗血小板薬でも血小板凝集能の抑制が高くなるという報告もあります。このように、尿酸値を下げる薬は、心臓に対してもプラスに働いていると経験的に考えられているのです。

早めに薬を使うことで、健康寿命は延ばせる

ですから、健康診断などの結果を受けて医師から薬による治療をすすめられた場合、敬遠することなく素直に開始したほうが望ましいというのが最近の考え方になっています。そも

そも、そこまで尿酸値が高くなってしまうのは、なかなか生活習慣を改善できないタイプだからというケースが多い。そのため、早い段階で薬を使ってライフスタイルを変えずに尿酸値をコントロールしたほうがよい人はたくさんいます。そうした薬をうまく使うことが、痛風や結石などの高尿酸血症関連の病気に加え、心臓疾患からも体を守り、持病はあっても健康寿命を延ばすことにつながるのです。

尿酸値の基準範囲と要注意、異常

◎基準範囲	2.1 〜 7.0mg/dL
▲要注意	2.0mg/dL 以下、7.1 〜 8.9mg/dL
●異常	9.0mg/dL 以上

※血液検査による基準範囲。
出典：公益社団法人日本人間ドック学会ウエブ「検査表の見方」

適量のお酒が心臓を守る説。考えられるプラス効果は、ストレス緩和に関係している

ビール1日500ミリリットルで、心血管疾患のリスクが減った米国の調査

適度な飲酒をしている人は心臓発作が大幅に少ない——。

米国でそんな研究結果が報告されました。マサチューセッツ総合病院の研究グループが約5万3000人（年齢中央値60歳、女性60％）を3〜4年にわたり追跡調査したところ、軽度／中度のアルコールを摂取していたグループは、アルコールを摂取しない人や摂取量が少ない人と比較して、心血管疾患のリスクが21・4％減少していました。

ちなみに今回の研究での軽度／中度のアルコール摂取は、男性が1日ビール500ミリリットル、女性は250ミリリットルまでとされています。

この研究では併せて脳の画像検査も行われ、軽度／中度のアルコールを摂取していたグループは脳の扁桃体《へんとうたい》でのストレスシグナル伝達が低下していたといいます。研究者は、「軽度か

ら中程度のアルコール摂取が扁桃体の活動を抑制する神経生物学的な影響を及ぼし、それが心血管の保護効果をもたらす可能性をはじめて示した」としています。今回の研究対象になった5万3000人は〝素養〟がはっきりわからないため、これといった基礎疾患がなく、もともと心臓血管疾患のリスクがとても低い健康な人たちがサンプルになっている可能性があるので、結果をうのみにするのは注意が必要です。ただ、それでも「適度な飲酒がストレスを緩和し、心臓にとってプラスに働いた」と考えられるのはたしかです。

アルコール効果はストレス解消、利尿作用による心臓への負担の軽減か

実際、ストレスは心臓にとって大敵です。ストレスを受けると交感神経が優位になり、興奮にかかわる神経伝達物質のアドレナリンが通常以上に分泌されます。アドレナリンは少量でも心拍数を増加させたり、血流を増やして血管を収縮させたりするため、血圧が上昇します。それだけ、心臓の負担が増えてしまうのです。さらに、ストレスによって炎症細胞が放出され、過剰になると血管を障害して動脈硬化の一因となるプラークができたり、動脈瘤を形成したりすることもわかっています。

適度な飲酒による心臓へのプラス効果はほかにも考えられます。アルコールには利尿作用

があって、飲酒量以上の水分が体内から尿として排出されるといわれています。ただ、アルコールの摂取量がそれほど多くなければ、同時に摂取する水分の量が増えている場合もあり、それなら体が脱水状態に傾くケースは少なくなります。摂取と排出のサイクルが一定に保たれると、自律神経にもいい形で影響を及ぼしてストレスホルモンである「カテコールアミン」のバランスも整い、心臓への負担が抑制される可能性もあります。

「酒は百薬の長」とするワインの適量はグラス2杯

昔から「酒は百薬の長」といわれるように、飲酒は心臓を守ることにもつながるといえるでしょう。ただし、お酒を百薬の長にするためには、やはり適量であることが重要です。ストレスを緩和する、睡眠を誘発する、排尿を促す、食欲を増強するといった作用が、一定のプラスになる範囲でとどまるような量が適量といえます。

ちなみに、心臓にトラブルを抱えていたり、心臓手術を受けたりした患者さんには飲酒の指導を行います。とりわけ、心臓の機能が落ちている人や、たくさんの薬を服用して心臓の状態を管理している人に対しては、気をつけて飲酒するように伝えています。具体的には、ビールなら350ミリリットル缶1缶から500ミリリットルの中瓶1本程度、ワインならグラス2杯、日本酒なら1合くらいを目安としたいものです。

適量を超えた飲酒は心臓血管疾患につながる

はっきりしたデータはないとはいえ、お酒が好きな人がその飲酒量を超えてしまった場合、アルコールの影響で脳が麻痺《まひ》して、止めどなく飲んでしまうケースが多くあります。ですから、適量とは「飲酒を自制できる量」と言い換えてもいいでしょう。

飲酒が適量を超えてしまった場合、アルコールは心臓にとってマイナスに作用します。脈拍が速くなって心拍数が増えるので心臓の負荷は大きくなりますし、心機能が低下した人では同時に飲む水分量が多いと心臓の負荷につながり、姿勢の変化による血圧変動も大きくなります。血圧が急激に上下動すると、冬場の入浴で見られる「ヒートショック」のような状態になり、心筋梗塞、大動脈解離、不整脈、脳卒中といった心臓血管疾患を引き起こす危険があるのです。

また、普段から降圧薬を服用している人は、飲酒量が多くなると極端に利尿作用が大きくなり、体が脱水に傾く場合があります。脱水状態になると血液の量が減って、粘度も上がります。1回に送り出す血液量が減り、流れにくい血液を体全体に送らなければならない心臓は、心拍数を増やして対応しようとするため負担が増大します。とりわけ心機能が落ちている人たちは、脱水が原因で心不全を起こすケースもあるので注意が必要です。

心臓にトラブルを抱えている人はもちろんですが、飲酒を健康管理につなげるためには「適量」を意識することが大切です。

第２章

60代、70代と「暑さ」「寒さ」のこと

風呂、トイレ、睡眠……。
気温の変化に備えることが長寿へと導く

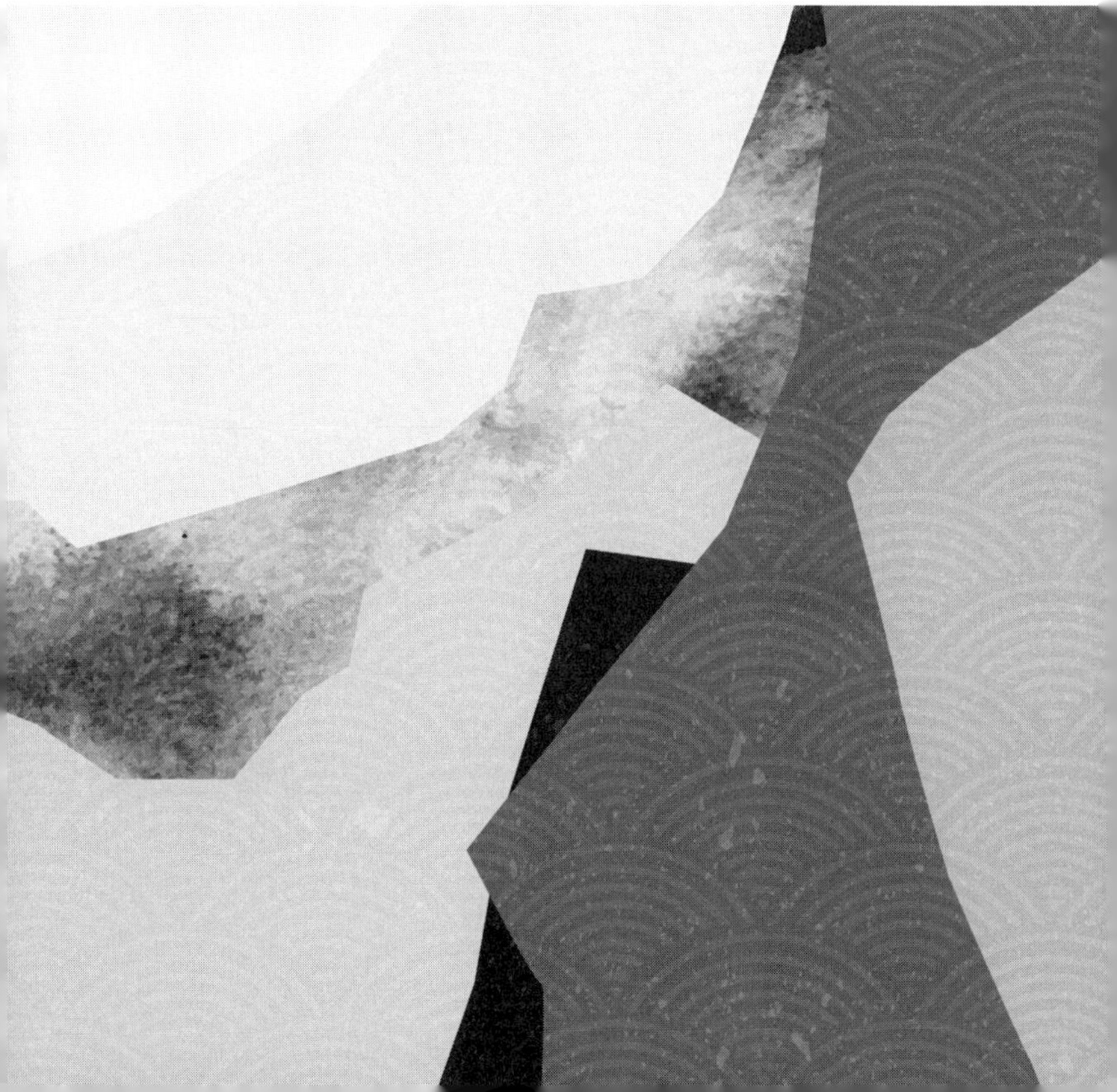

命にかかわる事故を招く低血圧。とくに暑い夏、立ち上がったときに血圧は急降下しやすい

血圧が下がると、まず腹痛が起きる

夏は血圧が低下する季節です。気温が上昇すると体内にも熱がこもるため、その熱を放散しようと血管が拡張します。また、汗をたくさんかくと血管内の水分と塩分が失われ、血液量が減少します。こうしたことから血圧が下がりやすくなるのです。

血圧というと高血圧ばかりが問題視されますが、低血圧も軽く考えてはいけません。血圧が低いことそのものは、高血圧のようにほかの病気には直接つながりませんが、めまい、立ちくらみ、頭痛、全身の倦怠感といった症状が生じ、失神して命にかかわるような大きな事故につながるリスクがあるのです。

低血圧には明確な基準はありませんが、WHO（世界保健機関）によると、安静時で「上の血圧（収縮期血圧）100㎜Hg以下／下の血圧（拡張期血圧）60㎜Hg以下」とされていま

す。普段は正常範囲なのに急激に血圧が低下して上の血圧が70以下になると、まず腹痛が起こります。これは、われわれの体の仕組みが関係しています。というのも、血圧が下がって血流が少なくなると、体は優先的に脳、心臓、腎臓に血液を送ろうとします。そのため、ほかの臓器への血流が減って影響が出るのです。具体的には、胃への血流が減ると胃粘膜の保護機構が障害されて腹痛が起こるのです。さらに低血圧が続いて脳への血流が減ると、意識消失を招きます。高齢者は動脈硬化が進んでいる場合が多く、血管に弾力性がないため、急激な血圧低下を起こす可能性が高くなるので注意が必要です。

立ち上がるときなど、心臓に戻る血液量が一時的に減って低血圧に

夏場の低血圧では「起立性低血圧」にも気をつけましょう。急な立ち上がりや長時間立ち続けていることで生じます。座ったり横になったりしている状態から立ち上がるとき、重力によって血液が上半身から下半身に移動してたまります。それによって全身から心臓に戻る血液量が一時的に減り、心拍出量が低下して血圧も下がります。このとき、通常であれば交感神経が働いて血管を収縮させ、速やかに血圧を正常化します。しかし、人工透析や糖尿病の患者さんは、交感神経がうまく働かなくなっているため、血圧が下がったままの状態になっ

てしまいます。座ったり寝ていたりするときに比べ、立ち上がったときの血圧がストンと下がるのです。また、エキサイトしやすくストレスを抱えていて血圧が上がりやすい人、高血圧のなかでも拡張期血圧が高い人に関しては、年をとるとともに寝ているときと立ち上がったときの血圧の差が大きくなる傾向があります。ですから、たとえば夜中に目覚めてトイレに行く際などに、血圧が一気に下がってフラッとなり暗い中で転倒して頭を打ち、事故につながる危険があるので要注意です。

心臓疾患がある人は、低血圧で心臓が止まる危険性も

起立性低血圧が起こった場合でいちばん危険なのは、基礎疾患として大動脈弁狭窄症や、心房細動性の徐脈《じょみゃく》（1分間の脈拍が60回未満になる）がある人です。急に血圧が低下するとさらに脈拍が減るため、ショック状態になって心臓が止まる危険があるのです。

心臓の反射作用に、心房に入る血液量が増えると心拍数を増加させて心房内の血液を早く動脈内に押し込もうとする「ベインブリッジ反射」というものがあります。血管内の血液量が減ると脈拍数を落とすので、血圧低下が助長されます。普通ならば血圧が急に低下しても血の気が引いたくらいの状態で済むのですが、その反射が極端な人はそのまま意識を失って

しまうとか、心臓が止まってしまうといった状況を招くリスクがあるのです。

降圧薬が効きすぎて、血圧の低下を招く場合も

ほかにも、女性で生理が重い人、運動習慣があって汗をたくさんかくのに水分補給が少ない人など、循環血液量が変化する要因がある場合は起立性低血圧に注意したほうがいいでしょう。また、高齢者の骨格筋量が減少し、筋力もしくは歩行速度などの身体機能が低下する「サルコペニア」の人は、水分貯蔵庫である筋肉の量が減っているため、脱水や熱中症リスクが高くなります。サルコペニアの人は脱水や熱中症になると、脳保護のために血圧が一時的にバーンと上がります。その状態で急に立ち上がると、今度は血圧が一気に下がるため、そのまま意識がなくなり、命を失うといった事態が起こりかねません。さらに日本人は、サルコペニアの人も含めて処方されている降圧薬をきちんと飲む人がほとんどです。そのため、ただでさえ血圧が下がる夏は降圧薬が効きすぎて血圧がさらに下がりやすくなる恐れがあります。糖尿病や高血圧などの基礎疾患がある人、心臓や腎臓の異常を指摘されている人、高齢者で筋肉量が落ちている人などは、しっかり水分補給したうえで、横になっている姿勢から急に立ち上がることは避けるよう意識しましょう。

誰もがかかる熱中症。とくに、心臓トラブルがある人は「熱中症」が重症になりやすい

地球温暖化の影響なのでしょうか、例年、暑い夏が長く続くようになってきました。2023年の東京のように、気温30度以上の真夏日が年間90日以上も続いてしまうと、「熱中症」への警戒は初夏から秋まで必要です。とりわけ心臓にトラブルを抱えている人は、健康な人よりも注意しなければなりません。

熱中症とは、気温と湿度が高い環境下で、体内の水分や塩分が失われたり、体温の調節機能がきかなくなったりすることで体温が異常に上昇し、めまい、吐き気、頭痛、痙攣《けいれん》、意識消失といった症状が表れる病態を指します。

症状によりⅠ〜Ⅲ度に分類され、Ⅲ度＝重症になると入院加療が必要です。重症では体温が40度以上に上昇し、昏睡状態を招きます。脳や心臓といった臓器の細胞は熱に弱いためショック状態になり、循環不全や急性腎障害、多臓器不全を起こして死に至るケースがあるのです。

つまり、心臓にトラブルがある人は、熱中症になってしまったときに重症化するリスクがか

なりそろっているといえます。

そもそも熱中症で重症化する人は、もともと脱水に傾く体質があったり、体に備わっている体温などの調節機能が衰えたりしている場合がほとんどです。ですから、心臓疾患で心不全の予防を目的として利尿薬を服用していたり、糖尿病のように自律神経障害を来しやすい疾患があったりすると、気づかないうちに熱による体液喪失の過剰状態を起こしてしまいます。また、脳血管疾患による麻痺が残って活動制限があると、十分な水分補給ができなくて脱水状態に傾くのです。たとえば、心筋梗塞で心機能低下がある人は、熱中症による脱水から心不全を引き起こします。しかもこのような心不全では、急性腎障害を起こして腎不全を招く傾向が強くなります。脱水になると全身の血液量が少なくなるため、腎臓に流れてくる血液量も低下するからです。加えて心不全で心臓のポンプ機能が落ちると血液循環が悪くなり、やはり腎臓の血流が低下します。そうしたことから多臓器不全に陥り、最悪の場合、命を落とすこともあるのです。

生活習慣病の薬を使っている人も注意

次に、高血圧、糖尿病、脂質異常症といった生活習慣病があり、その管理のために複数の薬を服用している人、その次にステロイドを含む消炎鎮痛剤や利尿薬を常用している人は、熱中症が重症化するリスクが高いといえます。熱中症による脱水と異常な体温上昇は、そうした薬の作用が悪いほうへ効きすぎてしまったり、それぞれにある副作用を生じやすくさせてしまったりするのです。たとえば、普段から降圧薬で血圧を管理している人が発熱したときに服用すると、過剰投与した状態と同じように薬が効きすぎてしまい、急激に血圧が低下してショック状態になるケースがあります。血圧が一気に下がると、脈拍が減ってそのまま意識を失ったり、心臓が止まったりする場合もあります。熱中症で体温が異常に上昇している状況でも、降圧薬の服用で同じことが起こる危険があるのです。

また、糖尿病で血糖を下げる薬を使っている人では、熱中症の脱水や体温上昇によって薬が効きすぎると低血糖を起こします。血糖が30㎎／dL以下になると、痙攣や昏睡状態に陥り、治療が遅れれば命にかかわります。ほかにも低血糖によって、狭心症、心筋梗塞、不整脈といった心臓疾患を発症し、悪化するケースも報告されています。

怖いのは、脱水と体温上昇によって起こる循環不全と急性腎臓障害

逆に、脱水や体温の異常上昇によって薬の効きが悪くなるほうへ作用すると、急激な高血

糖を来す「ケトアシドーシス」につながる危険もあります。脱水による喉の渇き、血圧低下、頻脈《ひんみゃく》、吐き気、倦怠感などが生じ、悪化すると呼吸困難や意識障害などが起こり、そのまま腎不全を招くケースもある深刻な病態です。

こうしたリスクを考えても、糖尿病あるいは糖尿病をベースとした心臓疾患があって薬を使っている人は、とりわけ熱中症に注意が必要といえます。

熱中症で怖いのは、脱水と体温上昇によって起こる循環不全と急性腎臓障害です。体温が異常に上昇していることに気づかずに尿が出ない状態が長く続けば、その時点で腎不全が始まっているということです。心臓疾患などのトラブルがあったり、生活習慣病や慢性疾患の薬を日頃から服用したりしている人は、熱中症になったときにそうなるリスクが高く、循環不全を起こして血圧が急激に低下した時点で腎臓が機能しなくなるケースもあります。

そうした高リスクの人が命を守るためには、まずは熱中症にならないことが何よりも大切です。次項では、熱中症の予防策について詳しくお話しします。

熱中症にならないためには1日3回の「体温測定」で命を守る

服を脱ぎ着しない耳式体温計が便利

前項では、心臓トラブルがある人は熱中症になると重症化しやすいとお話ししました。ここ数年、9月になっても急に気温が上がると熱中症を招くケースが少なくありません。引き続き注意が必要です。

このような熱中症の高リスクの人はもちろん、健康な人でも、まずは熱中症にならないことが大切です。そのための対策として、とても効果的なのが「体温測定」です。

熱中症というのは、大量の汗をかくなどして体内の水分が失われ、それ以上は汗をかけなくなって体温を下げることができなくなり、さまざまな臓器に障害が起こる病態です。個人差はありますが、一般的には体温が37・0度以上あるときは危険性が高まるとされ、体温が39度以上あるときは脱水が深刻で危険な状態といえます。脳の温度はそれ以上になることもあり、思考停止状態になるケースさえあります。いうなれば、意識もうろう状態です。つまり、体温の上昇が熱中症の「サイン」になるのです。

熱中症から命を守るためには、1日に最低2回、できれば3回は体温を測る習慣をつけることをおすすめします。持病がなく健康な人が気温の高い環境で行動する場合、1日に何度も体温を測ってみると、状況によってかなりの変化があります。私は耳の中のもっとも高い鼓膜の温度を測定できる耳式体温計を使っていて、今は右耳が36・0度、左耳も36・0度です。衣服を脱ぎ着することなく測定できるのでとても便利です。

私の場合、何かしら考えて整理しながら会話している状況では右側が高くなります。英語の論文を書いていると逆に左側のほうが高くなり、体を動かしているときはもっと極端に左右の耳で体温差が表れます。それくらい、体温は自分の体の状態を反映してくれるのです。

普段の体温より高いときは、まず首元などを冷やす

熱中症を予防するためには、脳や内臓といった体の内部の温度（深部体温）を測れるわきの下、口（舌）、耳、直腸などの場所で測定し、普段の体温よりも高くなっているときは、まずは首元など太い血管が通っているところを冷やしましょう。

そのうえで、よくいわれていることですが、水分を補給します。大切なのは「排出された分を補充する」と意識することです。一般的な体重の人は1日に1リットル程度の水分を尿として排出しています。ですから、まずは最低でも1日1リットルの水分を食事以外から摂取する必要があります。いっぺんに1リットルの水分を補充するというわけではなく、起床時にコップ1杯の水を飲み、3度の食事の際も必ずコップ1杯の水を取るといったように、「生活のなかの行動に合わせて、必ず水を飲む」という習慣を身につけましょう。

これだけでも極端な脱水になるリスクは減りますが、それでも暑さで体温が上昇している場合は、汗の量に応じて30分に1回程度を目安に水分補給するといいでしょう。

また、大量に汗をかくと水分だけでなく塩分も失われますから、その場合はたとえば、「OS－1（オーエスワン）」など、市販の経口補水液が理想的です。いっぽうでアルコールやウーロン茶は利尿作用が強いので、脱水につながり逆効果になります。

心臓が悪い人は〝手を打てるまでの時間〟が短い

こうした自分の体の状態を正常なほうへ戻す対策は、「体温が上がってきているな」とわかった段階で行うのが重要です。熱中症になってしまうと、理解しているはずの行動ができなくなってしまうからです。

私も以前、身をもって経験しました。夏の暑い日差しの下、ゴルフのラウンド中に熱中症になりかけたのです。自分ではよく覚えていないのですが、バンカーに打ち込んでしまったボールを出そうとスイングした際、何度も空振りをし、妙な打ち方を繰り返していました。するとキャディーさんが近寄って「具合が悪くありませんか？」と尋ねられました。

そのひと言で「あれ？　何やってるんだろう」と我に返り、ひとまずバンカーからの脱出に成功しました。ただ、そのホールが終わると、近くにある休憩所で15分ほど休みながら体を冷やすように言われ、水分も補給。これで、その後はいつものようにプレーすることができるようになりました。たしかに、熱中症になりかけていたのです。

熱中症になる人は自分が熱中症だとは思っていません。これでは、体を冷やしたり水分補給したりできませんから、体温を測って上昇していたら、その段階で手を打つべきなのです。

心臓トラブルをはじめ基礎疾患を抱えている人は、健康な人に比べると〝手を打てるまでの時間〟が短いといえるので、なおさら注意しなければなりません。だからこそ、熱中症のサインになる体温の測定はより重要になります。ただし、心筋梗塞や心臓弁膜症《しんぞうべんまくしょう》などで心機能が低下している人は、水分をとりすぎると心不全につながります。こまかい調整が必要なので、万が一に備えて医師に確認しておきましょう。

体温と環境温度の差は10度以内に！体の仕組みから考える正しいエアコンの使い方

病気があるなら、空気清浄機能つきの新しいエアコンを買う

健康維持のためには、熱中症ももちろん大切ですが、「室温＝環境温度」を適切に整えることがとても重要です。現代人の多くで問題になっている睡眠不足や便秘を改善するためにも、環境のよいところに身を置くようにすることが大切になります。

そのための手段として、風通しをよくするために、古くは網戸、近年ではエアコンが主流で活躍しています。心臓にトラブルを抱えていたり、薬をいくつも飲んだりしている人は、とりわけ体温の管理や体液のバランスを維持することが重要で、それらを安定した状態で管理するにはエアコンを適切に使って室温＝環境温度を整えることがとても大事になります。

ただし、エアコンを正しく活用する際にはいくつか注意点があります。まず、古いエアコンを使っている場合、フィルターの劣化や掃除が不十分になり、アレルゲンをまき散らしてし

まうケースがあります。私自身、アレルギーによって、築年数が古い施設に赴くと頻繁にくしゃみが出る傾向があります。

アレルギーは、体内にアレルゲン＝異物が入ってきたときに排除しようとする免疫反応が過剰になり、体にとってマイナスになる症状を引き起こす状態です。アレルギー反応によって体のどこかで炎症が生じると、放出されたサイトカインが全身の臓器や血管にダメージを与え、動脈硬化を促進したり、血栓ができやすくなったりします。また大動脈で炎症を起こしている部分があると、免疫細胞を活性化させるサイトカインの影響によってさらに炎症が進み、動脈瘤が急激に膨れて突然死を招くケースもあります。ですから、心臓疾患をはじめ病気をいくつも抱えている人は、経済的に大きな負担にならないようなら、温度管理だけでなく空気清浄機能を備えた新しいタイプのエアコンを使うことをおすすめします。

「最強」「急冷」はNG。急激に冷やすと心臓や血管にダメージを与える

2つ目の注意点は、エアコンで急激に体を冷やさないようにしてください。たとえば気温が高い屋外から帰宅した際など、エアコンの風量を「最強」や「急冷」「パワフル」などに設定するのは避けましょう。われわれの体は体温と環境温度の差が10度を超えると、生体の

状態に支障を来し得るとされています。たとえば心臓手術を行う際、患者さんの深部体温（脳や内臓といった体の内部の温度）が37度とすると、人工心肺装置を使って血液を冷やしてから体に戻す場合、血液の温度差は10度以内にとどめます。それ以上、温度差があると、血液の成分が壊れるなどさまざまな問題が起こってしまうからです。

深部体温が37度弱でエアコンの設定温度を20度とした場合、17度の温度差があります。深部体温は体の表面の温度よりも高いので、エアコンで急激に室温を冷やすとしても温度差は10～15度程度にとどめましょう。そのうえで、徐々に体が冷えてきたなと感じたら、設定温度を27度くらいまで上げるのがいいでしょう。

服薬の効果を上げるためにも、エアコンでの適切な睡眠環境が重要

心臓にトラブルがあったり、薬をいくつも飲んでいる人は、急激に体を冷やすとさらにリスクが高くなります。血管が一気に縮まって血圧が急に上昇したり、血管が痙攣を起こしたような状態になって冠動脈の血流低下を招くケースもあります。「急激な変化」を避け、自分が身を置く環境の管理はゆっくり行うように心がけてください。

3つ目の注意点は就寝時のエアコンの使用です。心臓はもちろん、健康維持のためには睡

眠が何より大切です。自分が睡眠をとりやすい環境をつくるためにエアコンを使うのです。一般的に、真夏の就寝時は「少し高めの温度設定にし、エアコンをつけっぱなしにして就寝するのが望ましい」とされています。

細かいタイマー設定ができるなら、気温が下がる深夜はオフ、気温が上がる時間帯に合わせて自動的にオンになるように設定するのもいいでしょう。自分が夜間にリラックスできる環境温度を探し、エアコンを利用してそれをつくるパターンを学んで実践するのです。

エアコンは、近年の温暖化による環境温度上昇の下では健康維持のために重要な家電です。とくに、いくつも薬を飲んでいる人は、適正に使用することが求められます。薬というのはだいたい飲む時間が決まっているものです。服薬して一定の効果を出すためには、それに合わせて自分の体の〝条件〟を整えておかなければなりません。薬の効果をきちんと発揮させるには、睡眠環境を含め、食事、排泄、水分量などをきちんと保つことが欠かせないのです。

生体の不感蒸泄《ふかんじょうせつ》（吐く息や、皮膚などからの自然な水分喪失）などみずから意識できない生体変化が、ときには重篤な疾患の発症のきっかけにさえなります。ですから、エアコンは「自分を守ってくれる電化製品」であると見直すことが必要です。

部屋に欠かせない加湿器。調理ではミキサーも。活用して心臓によい「環境」と「食生活」をつくる

心臓の健康に最適な湿度は、おおむね60％。加湿器で保ちたい

前項では、心臓を守るために使いたい電化製品はエアコンでしたが、加湿器も欠かせません。とくに室内の適切な湿度を保つうえでは、ぜひとも活用したい電化製品です。冬は空気が乾燥するうえ、エアコンやストーブなどの暖房機器の使用によってさらに乾燥しやすくなるためです。

これまでも何度かお話ししていますが、心臓は脱水にめっぽう弱い臓器です。脱水の傾向が強くなると血液の量が減って、粘度も上がります。少なく流れにくい血液を全身に送らなければならない心臓は心拍数を増やすので、それだけ負担が増大するのです。

また、血栓もできやすくなって、心筋梗塞や心不全といった心臓病を起こしやすくなります。心臓病や高血圧、糖尿病を抱えている患者さんは心房細動を発症しやすくなりますし、

高齢の大動脈弁狭窄症の患者さんでは脱水をきっかけに症状が悪化して、意識を失ってしまうケースもあります。心臓にとって大敵である脱水を防ぐために、加湿器が効果的なのです。

加湿器にはいくつも種類がありますが、自動運転機能がついたタイプがおすすめです。内蔵されたセンサーが周囲の湿度を感知し、設定した湿度に合わせて自動で運転してくれます。心臓の健康に最適な湿度については特定の数字が明らかになっているわけではありませんが、おおむね60％が目安と考えていいでしょう。一般的に室内での快適な湿度は40～60％といわれ、湿度が50％以下になると肌の角質層の水分が急激に蒸発して乾燥しやすくなることがわかっています。また、湿度は体感温度とも深く関係しているので、外気温が低い冬は室温を22～24度くらいに維持することも意識しましょう。ちなみに、湿度が60％を超えるとカビやダニが増えていき、40％を下回るとウイルスが活発になって感染しやすくなるといわれています。心臓だけでなく、健康維持のためにも湿度の管理は大切なのです。

動脈硬化の予防は野菜と果物のスムージーで

心臓病や動脈硬化の予防に役立つと考えられるのが「ミキサー」です。野菜や果物を投入してスイッチを入れるだけで、ビタミン、ミネラル、補酵素などの栄養素を含んだスムージーを作ることができます。

ビタミンが心臓の健康に大きく関係していることは広く知られています。ビタミンCやビタミンEには、活性酸素の働きを抑える抗酸化作用があります。活性酸素は加齢、ストレス、食習慣などさまざまな要因で増えるといわれ、細胞や組織を傷つけるので動脈硬化を起こしやすくなります。ビタミンDは心血管の酸化ストレスを軽減させ、血流を促進したり、傷ついた血管内皮細胞を修復して血管を守る働きがあると報告されています。

ビタミンCはキウイフルーツ、レモン、イチゴなどの果物や、パプリカ、ブロッコリー、カボチャなどの野菜に多く含まれています。ビタミンEはアーモンドなどのナッツ類やホウレンソウ、ビタミンDは魚類やキノコ類だけでなく乳製品や卵黄に含まれています。

葉酸、ビタミンB_6、ビタミンB_{12}で心筋梗塞リスクを減らす

また、国立がん研究センターの調査によると、葉酸、ビタミンB_6、ビタミンB_{12}という3つの補酵素を多く摂取している人は、心筋梗塞のリスクが低下すると報告しています。3つの補酵素すべての摂取量が高い人に比べて、すべてが低い人は心筋梗塞のリスクが約2倍になっていました。

葉酸は、ブロッコリーやホウレンソウなどの野菜や、イチゴやバナナなどの果物に豊富です。ビタミンB_{12}は魚介類、肉類、海藻類に多く、野菜や果実などの植物性の食品にはあまり含まれていませんが、ビタミンB_6は、赤身の魚や脂が少ない肉類だけでなく、パプリカ、バナナ、サツマイモといった植物性の食品にも比較的多く含まれています。

これらのビタミン類や補酵素が多い野菜、果物をミキサーにかけてスムージーを作り、日々の食事と一緒に飲むような習慣を心がければ、心臓をはじめとした健康維持を期待できます。

心臓によい環境と食生活を構築する可能性が高い電化製品を活用することで、体調が変化しやすい季節の変わり目も安定した健康状態で過ごすことができるでしょう。

体の表面体温より1度高い「脳の温度」。とくに猛暑時には脳を意識して冷やしたい

脳にとっての適温を維持することが、心臓を守ることにつながる

ここ数年、夏の猛暑が続いています。熱中症への対策はもちろん大切ですが、それとともに健康管理に大いに役立つのではないかと注目しているのが、「脳の温度＝深部体温」です。意識して脳にとっての〝適温〟を維持してあげれば、心臓を守ることにつながるだろうと考えています。

脳の温度は、体の表面のいわゆる体温よりも1度ほど高いといわれていて、通常では37度前後に保たれています。われわれの体にはそれを維持するための仕組みが備わっていて、脳の温度が上昇すると体温を発散させるために血管を拡張させ、逆に冷えると体温を逃がさないように血管を収縮させて血圧が上昇します。

こうした体温、血圧、呼吸、心拍数、睡眠といった生命活動にかかわる恒常性を維持する

ためのさまざまな働きは、すべて自律神経によってコントロールされています。自律神経は、活動時や昼間に優位になる交感神経と、安静時や夜に優位になる副交感神経の2つの神経系統で成り立っていて、そのバランスが崩れると心身にさまざまな不調が表れます。猛暑で外気温が高い環境では、脳の温度も上がります。すると、脳にある自律神経中枢がうまく働かなくなり、体温がコントロールできなくなって熱中症を招いてしまうのです。

脳の温度は心臓を守る血液の「体内循環」にも関係している

自律神経は生命維持に欠かせない血液の体内循環もコントロールしています。脳障害がある患者さんに対し、脳を冷やして治療する脳低温療法を開発した日本大学の脳神経外科医、林成之名誉教授の報告によると、やはり脳の温度と体内循環は深く関係していて、脳の温度が高い状態では自律神経がきちんと機能しなくなり、体内循環にかかわる生理活性物質などの分泌が乱れるといいます。

脳障害のない健康な人の脳の温度が上昇したとき、体内循環に対して悪影響を与えるという科学的なデータは今のところ見当たりませんが、脳の温度が上がりすぎると自律神経がつかさどる体温、血圧、呼吸、心拍数、睡眠、摂食・飲水行動などの管理が障害され、心臓にも大きなダメージを与えるのは間違いないでしょう。それくらい、脳の温度は健康管理にとって重要だといえるのです。

脳は常に冷却が必要。冷やすには「鼻呼吸」を意識する

それならば、「脳の温度が上がったら、冷やせばいいじゃないか」と考えるでしょう。

しかし、脳の外部冷却機能は「鼻」と「耳」しかないため、意識して冷却を実践しなければ思うようには冷やせません。試しに、右側の耳を下にした状態で1時間ほど昼寝をして、脳の温度に近い右耳の鼓膜の温度を測ってみたところ、38度5分くらいまで上昇していました。脳はただでさえ発熱量が多く、常に冷却が必要です。しかし自然な脳の冷却機能は脆弱《ぜいじゃく》なので、暑い季節は意識して脳を冷やさなければならないのです。

脳を冷やすためにまず意識したいのは「鼻呼吸」です。自律神経の中枢は鼻腔の真上に位置する脳の中央部にあります。鼻腔の奥には脳とつながっている毛細血管がたくさん通っていて、鼻呼吸をして冷たい空気を通過させれば、熱交換によって脳をダイレクトに冷やすことができるのです。いわば「空冷方式」です。

ただ、吸う空気が冷たくなければ、脳もそれほど冷えません。気温28度以上の環境で過ご

していると脳が冷えづらくなり、気温22・５～23度がもっとも効率よく脳が働ける温度だというデータがあります。ただし、体全体が冷えてしまうと、脳は生命の危機と判断して脳の温度を上げようとするので、吸う空気を冷やすためにエアコンの設定温度を下げる場合は、カーディガンを羽織るなどの調整が必要です。

吸う空気や、血液を冷やすことも脳の温度の上昇を防ぐ

また、エアコンの風が直接体に当たらないようにしつつ頭側にサーキュレーターを設置しておけば、冷えた空気の循環をつくれます。かつて、寝るときは頭側に氷柱を置いていたという話があります。吸う空気を冷やして脳の温度の上昇を防ぎつつ寝入ってしまえば、交感神経がダウンして副交感神経が優位になり、体温調節も的確に機能するようになります。昔の人々も経験的に脳を冷やすための方法を実践していたのです。

脳を冷やすには「水冷方式」も有効です。アイスパックなどで首筋や後頭部、わきの下など太い血管が通っている部分を冷やすことで全身を流れる血液を冷やし脳を冷却するのです。猛暑下では脳を冷やすことを意識して、より効果的な健康管理につなげていきましょう。

冬のトイレは「上に1枚羽織る」が必須。血圧を急激に変動させる条件がそろっている

排便の「いきみ」だけで、最大血圧が60も70も上昇

寒い冬はトイレに用心してください。理由は、寝ている部屋に比べて、室温が相当低い場合が多いからです。温度など環境の変化によって血圧が急激に上下動することで「ヒートショック」を起こし、心筋梗塞、大動脈解離、不整脈、脳卒中といった心臓血管疾患を引き起こす危険があります。心臓にトラブルを抱えている人、高血圧の人、加齢で心機能が低下している高齢者はなおさらです。

トイレはただでさえ血圧の変動が起こりやすい環境といえます。排便の際に軽くいきんだだけで、最大血圧が60〜70㎜Hg以上アップするというデータがあります。また、和式でも洋式でも排便時に前かがみにしゃがみ込む姿勢は、心臓が圧迫されるうえに呼吸もしづらくなって、血圧の変化が強く表れます。

そんな「前かがみ姿勢＋しゃがみ込み姿勢」は、「心臓病の患者がいちばんやってはいけない姿勢」といわれているほどですから、トイレでは想像以上に心臓に大きな負担がかかるのです。

尿を我慢しているとき、血圧は上がっているが……

気温が低い冬は、さらにリスクがアップします。普段過ごしている部屋の室温に比べ、トイレの気温が低い場合が多いので、より血圧が急激に上下動しやすい環境だからです。朝起きて、布団から出てすぐにトイレに入り、用を足す……多くの人はこのような習慣があるのではないでしょうか。温かい布団の中では血管が拡張して下がっていた血圧は、気温が低いトイレでは血管が収縮して上昇します。また、尿を我慢している状態では血圧は上がっていて、一気に排尿すると急激に下がります。

さらに、洋式の便座のヒーターが切れていて、座った瞬間にあまりの冷たさにヒヤッとした経験がある人も多いはずです。その寒冷刺激も血圧を大きく変動させるので、心臓トラブルを起こすトリガーになる可能性もあります。

トイレでのストレスも、心臓には悪影響を与えます。われわれはストレスを受けると交感神経が優位になり、神経伝達物質のアドレナリンが大量に分泌されます。アドレナリンは心拍数を増加させたり、血流を増やして血管を収縮させたりするため、血圧が上昇します。それだけ、心臓の負担が大きくなります。

今は洋式が当たり前の環境になりましたが、和式が主流だった時代は、トイレで心臓トラブルを起こすケースがよくありました。和式の場合、より深く前かがみにしゃがみ込んだり、いきみが大きくなるといったことも一因ですが、深くしゃがむ排便姿勢は足腰が疲れて長時間座っていられないので、早く排便を済ませなければ……といった焦りが生じ、大きなストレスを感じるのも要因といえます。

洋式では、便座に座った状態で本を読んだりスマホを見たり、〝ながらトイレ〟をしたりすることができますが、姿勢を長時間キープするのがきつい和式では、そう簡単にはできません。それだけ精神的にも余裕がない状態なので、やはりストレスが大きくなります。

正確なデータがあるわけではないですが、洋式が一般的になって〝トイレ習慣〟が変化したことで、トイレでの心臓トラブルは大きく減ったのではないかと推察します。ただ、今も古い平屋の一軒家などでは和式のところもありますし、地方ではトイレが母屋とは別の「離れ」に設置されているケースも残っています。離れにあるトイレは、さらに室温が低くなっている場合が多いので、より血圧変動に気をつける必要があります。

朝起きてすぐのトイレでは、大きくいきまない

このように、現在われわれが当たり前のように順応している洋式トイレの環境とは異なるトイレを使っている人、あるいは地方や海外で使う機会がある人は、トイレで心臓トラブルを起こす予備群といっていいでしょう。

心臓に問題がない健康な人であれば、そこまで気にする必要はありませんが、心臓の治療をしていたり、高血圧や糖尿病などの生活習慣病があったり、高齢者は注意する必要がありますす。トイレという場所は、「準備をしてから入る」ということがなかなかできないところです。トイレ内の温度が上がるまで待ってから用を足す、といった行動ができる人はほとんどいないでしょう。そこで、まずは「トイレは血圧の上下動が起こりやすい」ことをしっかり意識し、なるべく血圧を急激に変動させないように心がけることが大切です。朝、起きてトイレに行くときは、上着を１枚でも羽織るようにしたり、一気に排尿したり、大きくいきんだりしないようにしましょう。トイレの壁に「便座の温度に注意！」といった張り紙をしておくことも、精神的な準備ができる点からも効果的です。毎日欠かせない習慣ですから、心身の負担をできるだけ少なくする環境を整えることが心臓を守ることにつながります。

血液ドロドロで血栓もできやすくなる。家の中でも気をつけたい「冬の脱水」

暖房した室内は思いのほか、乾燥している

水分補給といえば、暑い時期の熱中症対策になりますが、じつは水分補給の大切さは、心臓の健康にも直結しています。とくに、空気が乾燥している冬は「脱水」を起こしやすい季節です。前にも少しふれましたが、脱水は心臓にとって大敵です。

脱水状態になると、血液の量が減って、粘度も上がります。1回に送り出す量が減り、流れにくい血液を体全体に送らなければならない心臓は、心拍数を増やして対応しようとするため負担が増大します。

冬は暖房器具を長時間つけっ放しにしていることも多いため、さらに室内が乾燥して余計に脱水傾向が強まるので、とりわけ注意が必要です。なかでも、気をつけなければならないのが心臓にトラブルを抱えていたり、心機能が落ちている人です。そうした人たちは、脱水

が原因で心不全を起こすケースがあります。

しかも、脱水から心不全になった場合、急性腎障害を起こして腎不全を招く傾向が強くなります。脱水によって血液量が少なくなると、腎臓に流れてくる血液量が低下します。加えて、心不全で心臓のポンプ機能が落ちると血液循環が悪くなり、やはり腎臓の血流が低下します。そのため、多臓器不全に陥って、集中治療が必要になるケースが少なくないのです。最悪の場合、命を落とすこともあります。

脱水は血液量を減らし、心拍数を増やす

とりわけ高齢者は、脱水には細心の注意をはらいたいものです。高齢になると、ただでさえ、心房細動を起こしやすくなります。そこに脱水が加わると、さらに心房細動を発症するリスクは高くなるのです。お話ししたように、脱水で血液量が少なくなると、心臓は心拍数を増やします。心臓に大きな負担がかかることで心房での電気信号に乱れが生じ、心房細動につながります。心房細動は心臓が細かく不規則に収縮を繰り返す病気で、心臓内に血栓ができやすくなるため脳梗塞を起こすリスクがアップします。

脱水によって血液がドロドロになっていると、なおさら血栓がつくられやすいので、脳梗

塞を合併する危険がさらに高まるのです。

高齢者だけでなく、働き盛りの世代も脱水に注意すべき状況があります。

新型コロナウイルスの感染流行が一段落し、会食や飲み会などでお酒を飲む機会が増えた人も多いでしょう。おのずと、40代、50代の働き盛りの飲酒量も増えていることでしょう。

さて、飲酒量が増えると、体内でアルコールを分解する際に水が必要になるため、脱水傾向が強くなります。また、アルコールによって利尿作用が促進されるため、とった以上に水分が排出されてしまいます。

お酒を飲んでいい気分で帰宅して、すぐにバタンと寝てしまうと、就寝中に脱水症状を起こして心臓トラブルが発生するリスクがあります。

風呂で寝てしまうと体温の低下を招き、心臓が虚血状態となる

また、そのまま入浴するなど血圧を急激に変動させる状況をつくると、これも心臓トラブルを招きかねません。とりわけ、酔ったまま湯船につかってポカポカと温まり、気持ちよくなってそのまま寝てしまうのは非常に危険です。

自動保温機能がついている浴槽であればまだいいのですが、そうではない場合、お湯の温

度がだんだん下がってきて体温も低下していきます。すると、血管が異常に収縮する攣縮《れんしゅく》が起こり、心臓が虚血状態に陥ります。さらに、体温が低下すると、利尿作用が促されるなどして体内の水分バランスが変化し、脱水状態になります。そうしたトラブルが重なって、命にかかわる危険があるのです。

東京都監察医務院のデータによると、東京23区では年間約１４００人が入浴中に亡くなっていて、低体温症の手前くらいの状態で心臓の冠攣縮《かんれんしゅく》を起こして死亡したケースも見受けられます。そうした死亡事故のベースには脱水があるといえます。

ほかにも、糖尿病がある人は脱水に注意してください。糖尿病によって血液中のブドウ糖が多くなりすぎると、腎臓はブドウ糖を水分と一緒に尿として排出します。尿の量を増やすには、それだけ体内の水分を使わなければならないため、高血糖の人は脱水状態になりやすいのです。

これまでお話ししてきたように、脱水は心臓トラブルにつながります。糖尿病の人はもともと血液がドロドロになりやすい傾向があるので、なおさら気をつける必要があります。

こうした脱水を防ぐためには、こまめな水分摂取が望ましいといわれます。冬のように湿度が低くて室温が高い環境では、自覚がないまま水分が体外に排出されていますから、定期的に水分を補給する必要があるのです。

通常、われわれは1日1リットルの尿を排出している

しかし、日常的に脱水傾向のままの状況で生活していると、われわれが持っている環境の適応力によって、喉の乾きもそれほど感じなくなります。つまり、水分を摂取しなくてもしのげてしまう生活に傾きます。そのうえで、高齢になると喉の乾きをそもそも感じにくくなります。喉が渇いていないのに無理やり水分を補給するというのは、なかなか難しいという人もいるでしょう。

そうした場合は、「出た分は補充する」と意識しておくことが大切です。一般的な体重の人であれば、1日に1リットルくらいの水分を尿として排出しています。ですから、少なくとも1日1リットルの水を食事以外から摂取することを心がければ、極端な脱水状態にはなりにくいといえます。もちろん、いっぺんに1リットルの水を飲むのは大変です。そこで、朝起きたときや夜眠る前には必ずコップ1杯の水を飲むとか、食事ではアルコールや清涼飲料水以外にグラス1杯の水を補給するといったように、「生活のなかの行動に合わせて必ず水を飲む」という習慣を身につけられるよう心がけるといいでしょう。

トイレを心配して水分を控えるのは、心臓の健康に好ましくない

「トイレが近くなるのが嫌だ」という理由で、水分摂取を控えている高齢者は少なくありません。これは、心臓にとってもっともよくない習慣のひとつです。仮に１リットルの水を飲んでも、そのまますべてが腸管から吸収され血管の中に入るわけではありません。状況にもよりますが、口から飲んで血管内に移行する水分は、摂取した量のおよそ３分の１から半分程度です。

それ以外は体の中の組織などに潤いを与えるために使われます。ですから、意識的に水分摂取を控えていると、脱水になるリスクがかなり高くなります。

一般的に排尿の回数は１日７〜８回といわれます。これに、就寝中の夜間に１〜２回、トイレに行くのが普通です。逆に言えば、トイレの回数がそれよりも少ない人は摂取している水分の量が足りていないと考えられます。その場合、意識して水分を多く摂取するようにしましょう。１日に３リットル以上の水を飲むといったように極端に多く摂取しなければ、水の飲みすぎによる健康トラブルは起こりません。

心臓と入浴① 血圧の薬を飲んでいる人は冬の入浴でのヒートショックに注意を

飲酒後、熱い湯にいきなりつかることの危険

朝晩が冷え込む気候になると、お風呂が恋しいものです。熱い湯につかってじっくり温まりたいという人も多いでしょう。ただ、心臓にトラブルを抱えている人はもちろん、自覚はなくても心臓の機能が低下している人、血圧が高めの人は「ヒートショック」に注意する必要があります。

毎年、冬になるとよく耳にするヒートショックとは、寒い場所と暖かい部屋との温度差が10度以上になるような温度変化によって、血圧の急激な上昇や下降が起こり、心不全や大動脈解離、不整脈、脳卒中といった疾患を引き起こす現象です。お風呂での入浴はその典型的な状況といえるでしょう。

寒い脱衣所で衣服を脱ぐと寒冷刺激によって血圧が上昇し、浴槽で熱い湯につかるとさら

に上がります。体が温まってくると今度は血管が拡張して下降し、再び寒い脱衣所に出ると急上昇します。短時間で急激な血圧の上下動を繰り返すため、心臓や血管に大きな負担がかかり、トラブルを招くのです。新型コロナウイルスの感染流行中は何かと控えていた酒席でしょうが、今では外でお酒を飲む機会も増えたことでしょう。その際、気をつけなければならないのは、お酒を飲んで気分よくふわふわした状態で夜遅くに帰宅し、「早くお風呂に入って寝なければ……」といったような場面です。アルコールの作用で感覚が鈍っているため、普段より寒暖差が気にならなくなっています。寒い外から帰宅してすぐに衣服を脱ぎ、いつもより熱い湯にいきなりつかる……。そこで心臓や血管にトラブルが起こるのです。

降圧薬を飲んでの入浴は血圧の低下を招き……

また、高血圧で毎日、降圧薬を飲んでいる人も要注意です。最近は朝に1回服用すればいいタイプが増えていますが、薬が効きづらい人や血圧のコントロールがうまくいかない人など、1日2回、朝と夜に飲んでいるケースも少なくありません。古いタイプの降圧薬を好んで処方する開業医もいますから、この場合も夜に服用することになります。

降圧薬は飲んですぐに効くわけではありません。夕食のあとに降圧薬を飲んで、ひと息ついてからお風呂に入ると、いちばん薬が効いているタイミングで入浴することになります。血圧がもっとも下がっているところでザブンとお湯につかると、体が温まってさらに血圧が急降下します。つまり、血圧が下がりすぎてしまうのです。血圧の急激な上下動でヒートショックを起こしやすくなるのはもちろん、失神して浴室で倒れたり、湯船で溺れてしまったりする危険があります。

降圧薬の服用と入浴のタイミングによる心臓や血管のトラブルは、高齢で痩せ型の女性に多い印象です。男性は夕食をとる前に入浴する人も少なくありません。女性は食事のあと片づけを済ませてからお風呂に入るケースが多いことも影響しているかもしれません。

いずれにせよ、ヒートショックは単純に言えば血圧の急激な上下動によって起こるトラブルです。ですから、薬による血圧管理という〝操作〟を行っている人は、健康な人以上に入浴に対して注意する必要があるのです。

階段の上り下りがつらい〝隠れ弁膜症〟の高齢者も危ない

ほかにもとりわけ高齢者の場合、大動脈弁狭窄症が徐々に進んでいる〝隠れ弁膜症〟の人は、いっそうヒートショックに気をつけなければなりません。

高齢になって、「ここ半年くらいは階段の上り下りがつらい……」という人や、「最近は遠くまで出かけることをなんとなく控えるようになった……」といった、いわゆる「〇〇無精」といわれる場面が増えてきた方々がいらっしゃるかと思います。

なおかつ、食事、ファッション、友達付き合いといった自分のライフスタイルに対する興味やアクティビティーが落ちている人にも該当しがちなのですが、自分では気がつかないままに大動脈弁が劣化してきていて、治療が必要になる〝心臓疾患予備群〟に入っているケースが多く見られます。

そういった高齢者は、少し我慢しながら熱いお湯につかり、しゃがんだ状態から立ち上がってお風呂から出たあと、体をふいて、ホッと気持ちが落ち着いたときに血圧がストンと急降下します。ここでヒートショックが起こるのです。

こうした〝隠れ弁膜症〟がある人は、普段から左心室内の血圧と体の血圧の差が、40㎜Hg以上ある状態になっている場合がほとんどです。入浴時は左心室内と体、両方の血圧が一時的にそろって上がりますが、再び下がったときにその差が広がります。そこで心臓への血液供給が悪くなり、トラブルを招きます。

もちろん、心臓疾患の治療を受けている人や、心筋梗塞の既往があるといった心臓の機能が落ちている人も、入浴には注意すべきです。

心臓と入浴② 慢性的な「貧血」の人はお風呂場で倒れやすい素因がある

貧血の人は熱い湯につかって体温が急上昇すると、血圧が急激に下がる

前項では、冬の入浴で注意すべき「ヒートショック」について取り上げました。寒い環境からいきなり熱い湯につかると、その温度変化によって血圧の急激な上下動が起こり、心筋梗塞や大動脈解離、不整脈、脳卒中といった疾患を引き起こす現象です。なかでも、高血圧で降圧薬を服用している人、〝隠れ弁膜症〟の高齢者は、ヒートショックを起こしやすい素因があるので、とりわけ気をつける必要がある、というお話をしました。

ほかにも、日頃から慢性的に貧血がある人は要注意です。貧血……すなわち、血液中の正常な赤血球の量が少なくなる状態になると、心臓の拍動数が増加する「心悸亢進《しんきこうしん》」という症状が表れます。貧血による体内の酸欠状態をカバーするため、心臓がフル回転して少しでも多く血液を循環させようとするのです。

その分、心臓には大きな負担がかかり、狭心症、心筋梗塞、心臓弁膜症では心不全といった心臓疾患を発症しやすくなります。

こうした慢性的な貧血で心悸亢進がある人は、熱い湯につかり体温が急上昇すると、急激に血圧が低下したり、心房細動をはじめとした不整脈が起こったりするケースがあるのです。

貧血は高齢になると起こりやすいが、放置の人が多い

貧血は高齢になると起こりやすくなります。年をとれば、それだけで貧血予備群に該当するといえます。また、腎臓の機能が少し落ちて、赤血球の産生を調節する「エリスロポエチン」というホルモンの産出が減ると、貧血の症状が表れます。

ただ、よほどひどい貧血でない限り、医療機関に出向いて採血検査を受けようという人は少ないでしょう。健康診断や人間ドックの検査で貧血の傾向が見られても、医師がその原因をはっきり特定し、治療介入するケースはきわめて少ないといえます。そのため、貧血を放置している人も少なくありません。

そんな状態で寒くなる季節を迎え、屋外と室内の温度差がさらに大きくなる環境で生活していると、心臓への負担が大きくなり、余計にヒートショックが起こりやすくなりかねませ

ん。貧血がある人はもちろん、予備群である高齢者はやはり注意して入浴すべきです。ちなみに、大腸がんなどの消化器系がんがある人は、徐々に貧血が進みます。該当する人はヒートショックにも気をつけてください。

リラックスすると心拍数が抑えられ、心臓の負担が減る

ここまで、入浴の注意点についてお話ししてきましたが、もちろん、入浴には心臓にとってプラスになる点もたくさんあります。なかでも、大きいのはリラックス効果です。

われわれは、リラックスしているときに副交感神経が優位になります。副交感神経が優位になると、心拍数が抑えられ、血管が拡張して血圧も低下します。その分、心臓の負担が減って、疲弊を回復させるのです。

そのいっぽうで、入浴に精神的なストレスを感じる場合、熱い湯につからなければならないとか、習慣として義務的に入らなければならないといったように、入浴＝自分が気に入らない状況を受け入れる……といった状態になっています。これでは、心臓にとってもマイナスです。

そういう人は、好みの入浴剤を使ってみるのもいいかもしれません。最近は、全国各地の

温泉の成分を配合したものや、さまざまな香りや色で五感を楽しませるような多種多様な入浴剤が豊富にそろっています。アスリートのなかには、効率よく血流を促進したり、新陳代謝を促したりする重炭酸ソーダを含んだ入浴剤を使っている選手がたくさんいます。

このように、「自分が好みで選んだ」入浴剤を使うと、入浴＝気に入らない状況ではなくなり、自分にとって入浴はリラックスできる空間と時間になります。そうなれば、副交感神経が活性化して、心臓にとってもプラスになるのです。自宅にリラックスできる空間と時間をつくることは、とりわけ活動的ではなくなってくる高齢者にとっては大切です。

せっかく習慣的にお風呂に入るのですから、うまく利用して健康に役立てましょう。

心臓と入浴③　入浴は本来、心臓の健康にプラスに働く。だが、高温での長湯や、サウナなどは別の危険が潜む

適切な入浴は多くの血液が循環し、心臓への負担が軽減される

前項まで、入浴と心臓の関係についてお話ししてきました。降圧薬を飲んでいる人、〝隠れ弁膜症〟の高齢者、貧血がある人はヒートショックに注意が必要です。入浴は心臓にとってプラスに作用するので、入浴をうまく利用することが大切です。前回お話ししたリラックス効果だけでなく、適切な入浴は、動脈や静脈といった全身の血管が拡張し、少ない力で多くの血液を循環させることができるので、心臓にかかる負担が軽減されます。

ただ、そうしたプラス効果を享受するためには、「我慢をしない」ことが鉄則になります。たとえば、42度以上の熱い湯に30分近くつかっている人もいますが、この場合、ほとんどの人はお湯の熱さや時間の長さに苦痛を感じるはずです。

42度以上のお湯に10分以上つかっていると、高温により一気に交感神経が緊張して心臓へ

の負担が増し、体が湯温になれてくると今度は逆にリラックスするための副交感神経にスイッチが入ります。心拍数と血圧の急上昇から急降下が起こることで、心臓自体にダメージを与えます。つまり、「我慢」は、「体が危ない」というサインといえるのです。人によって、熱さや長さに対する感じ方は違います。ですから、「我慢しなくてもいいかどうか」が、その人にとって適切な入浴を判断する目安と考えていいでしょう。

肩までは湯につからず、胸より下までにする

ほかにも、心臓に負担をかけないためには「肩までお湯につからず、胸より下までにする」といわれています。これは、重度の心臓疾患を抱えている人や、血圧がうまくコントロールできていない人は意識したほうがいいといえます。ただ、一般の健康な人は、肩までつかっても「我慢」の感情が生じないようであれば、そこまで気にする必要はありません。

また、心臓を治療中の患者さんから「サウナに入ってもいいでしょうか？」という質問をされるケースがよくあります。こちらは、心臓にトラブルがある人にはおすすめできません。一般的なサウナの室内温度は80～１００度ほどといわれていますから、どうしても「我慢」を強いられ、心臓にかかる負担が大きいからです。

それでもサウナに入りたいという人には、血液検査の項目のひとつである「BNP（ビーエヌピー）」という数値を目安にします。これは「脳性（B型）ナトリウム利尿ペプチド」というホルモンのことで、長時間心臓に負担がかかると、心室などから分泌されます。つまり、心臓にどれだけ負担がかかっているかが大まかにわかる指標で、血中濃度「40pg／dL（ピコグラムパーデシリットル）未満」が正常の範囲内とされています。100pg／dL以上だと心不全の可能性があり、200pg／dL以上になるとその可能性が高くなります。

このBNPが「150pg／dL以内」でなければ、心臓トラブルなくサウナに入るのは厳しいと考えてください。発作を起こして倒れてしまうリスクが高いといえます。BNPは400pg／dL以上になるとさまざまな生活制限を受けます。仮にそうした人がサウナに入れば、それだけで〝赤信号〟です。

低温サウナは血管拡張薬と同じ効果

サウナといえば、「和温療法《わおんりょうほう》」という治療法があります。鹿児島大学医学部元教授で和温療法研究所所長の鄭忠和先生が、重症心不全の新しい治療法として確立したもので、保険適用にもなっています。たしかに、サウナを利用するのですが、こちらの室温は60度と低く設定されています。治療は、その低温サウナで全身を15分間温め、サウナを出てからさらに安楽イスなどに座った状態で毛布などをかぶって30分間保温し、最後に発汗量に見合った水分を補給するというものです。

体を温めることで全身の血管が拡張し、血液循環が促進されて心臓の負担が減り、心不全や狭心症の治療に使われる血管拡張薬と同じような効果が見込めるといわれています。冒頭でお話しした適切な入浴の効果と似たようなところがありますが、いずれも「低温」で、我慢の必要がないところがポイントといえるでしょう。

最後に、心臓手術後の入浴についてお話しします。手術後は心臓への負担、傷の回復や合併症を予防するといった観点から入浴制限を受けます。術後1か月はシャワーだけにとどめるように指導されるケースもあるようです。

ただ、最近はできる限り傷を小さくして体への負担が少ない低侵襲な手術が増えていて、術後に入浴をはじめとした生活制限を受ける期間がどんどん短くなっています。過去に心臓手術を受けたことがある人が、低侵襲な再手術を受けた場合、以前と同じような感覚のまま自己判断で生活制限をしていると、過剰になってむしろ社会復帰が遅れてしまうケースも考えられます。受けた手術や医療機関によって目安は異なるので、担当医から術後の入浴に関する説明がない場合は、必ず確認しておきましょう。

第３章

60代、70代は病気があって当たり前

病気と薬。
トラブルを招かない付き合い方

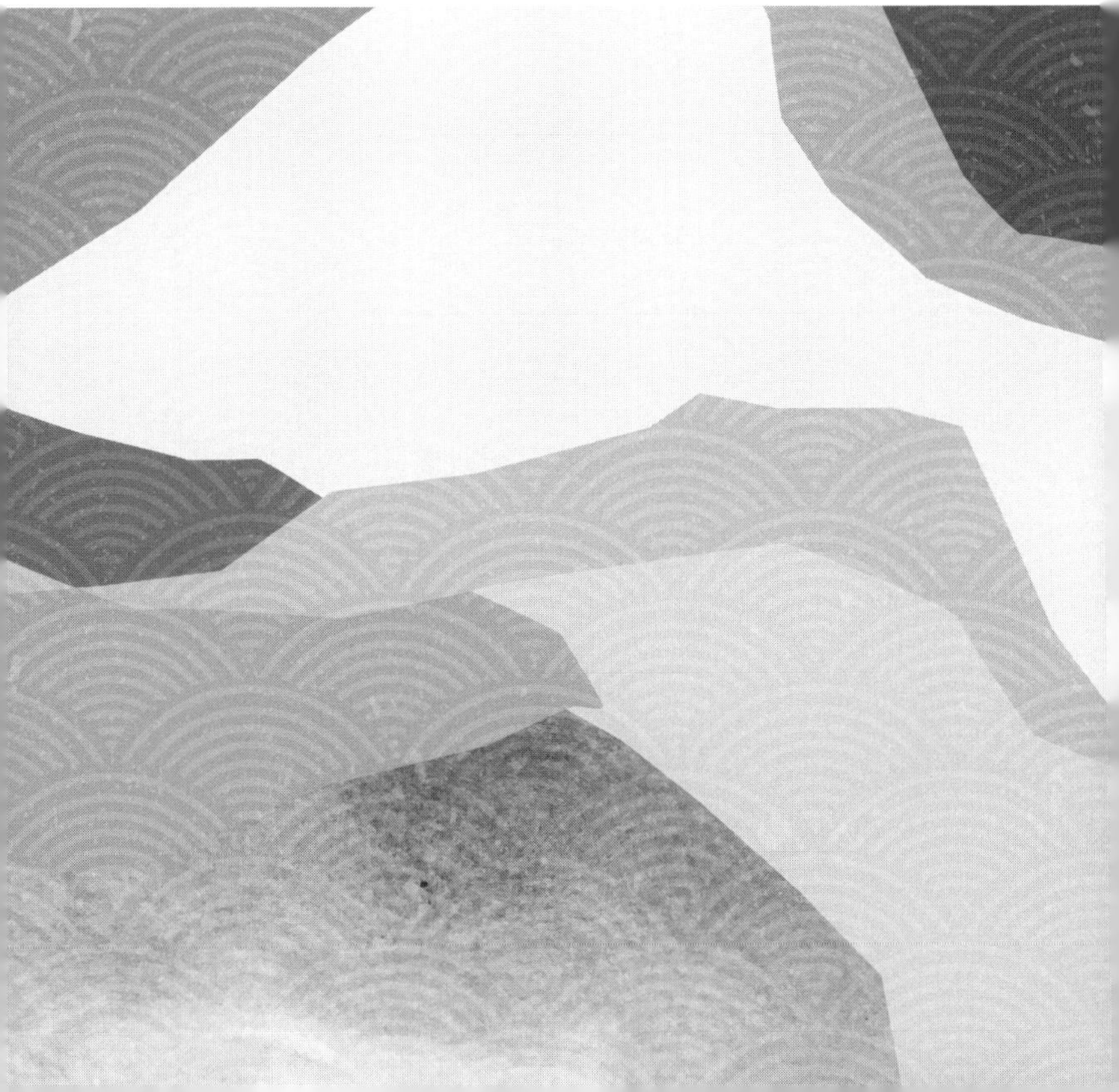

服用する薬が増えれば副作用も多くなる。「薬の適切な処方」を今一度考えたい

「多剤処方」「長期処方」……薬の処方を考える

医療は年々、進歩を遂げています。診断や治療機器は急速に進化していますし、よく効く薬も続々と開発されています。それに伴い、より質が高く、患者さんの負担が少ない治療が行われています。だからこそ「適切な医療」をもう一度見直すべきだと考えています。

なかでも強くそう感じるのは「薬の処方」についてです。

近年、大きな問題とされているのが「多剤処方」と「長期処方」です。高齢化が進んで慢性疾患を抱える患者さんが増加したことで、複数の薬を大量に処方される患者さんが増えています。厚生労働省の調査でも、65〜74歳の15％、75歳以上では26％が7つ以上の薬を処方されていることがわかっています。

さらに、本来であれば担当医の診断の下、1か月に1回ペースで処方されていたような薬

を、いっぺんに3か月分もらうといったケースも増えました。コロナ禍で受診を控える人が多くなったこともその傾向に拍車をかけています。

6種類の薬を飲んでいる人は副作用発現率も上がる

多剤処方と長期処方が増えれば、それだけ薬の副作用による健康被害が生じるリスクがアップします。また無駄な薬が処方されるケースがあれば、当然医療費もかさみます。そうした懸念から、今の保険診療では、医療機関が一度に7つ以上の内服薬を処方した場合、〝ペナルティー〟として処方料が減算されるようになりました。

しかし、それでもおかまいなしにたくさんの薬を処方する医師はいますし、いくつも薬を処方してもらいたがる患者さんは少なくありません。

先ほどもふれましたが、服用している薬の種類が多くなれば、副作用が表れるリスクは上がります。6種類以上の薬を飲んでいる人は副作用の発現率が10％を超え、有害事象が起こりやすくなるという報告もあります。薬の飲み合わせや作用の重複による効きすぎで健康を損なう可能性も高くなります。

そのうえ、それが長期処方となれば、さらにリスクはアップすると考えられます。現在、長期処方が許されている薬は、長期の使用でも安全性が認められている薬に限られます。しかし、そのなかでも比較的新しい薬や、患者さんがそれまであまり使った経験がないような薬が、いきなり2〜3か月分処方された場合、その患者さん固有の副作用が生じる危険があるのです。そうした副作用が出たとき、患者さんが自分で薬を中止する判断ができればよいのですが、多剤処方でたくさんの薬を使っていると、どれが原因になっているのかは、そうそうわかりません。

薬が適量かどうかは血液検査でわかる

このような薬による有害事象が起こらないようにするため、本来、新規の病態に対する薬の処方は、まず2週間分を出し、それが終了した時点で一度検査を行って問題がなければ次は1か月分を処方、それを3か月間ほど続けて効果が出ているかどうか、問題がないかどうかを確認してから、2か月分、3か月分の長期処方に延ばしていくのが正しい手順です。

しかし、多忙な医療機関などでは、そうした手続きを踏まずにいきなりドンと長期で処方されるケースも少なくありません。ですから、もしもそうした適切ではない長期処方があった場合、患者さんの側から拒否してもらいたいと思っています。

「まずは2週間後に検査してください」

「また2か月後に来るので診てください」

といったように、医療者側に〝正しい処方の手順〟を提案してほしいのです。

薬の副作用はさまざまな事象から判断できますが、いちばんシンプルによくわかるのは血液検査です。薬が適量かどうかは、血液中の濃度を測定して知ることができます。高濃度だと有害な副作用を示す抗不整脈薬や抗がん剤の一部などは、血中濃度測定が保険適用になっていて必須です。また、薬によって肝機能や腎機能といったさまざまなバイオマーカー（生理学的指標）の数字も変化します。薬物治療では、それらを定期的に見てもらいながら続けていくことが大切です。定期的な検査や診察を受け、薬の効果、病状の変化、副作用の状態をチェックし、それに応じて薬の種類や数を変更するなどの調整を行うのです。

新しい薬の処方では、これまでの薬を削ることも必要

飲む必要がなくなった薬を減らす場合もあります。今の薬は昔と比べるとよく効くようになっていますが、その分、副作用も強い傾向があるので、なおさら適切な管理が必要といえるでしょう。

薬物治療における最大のトラブルは「薬害」です。薬害が起こった際、薬を処方する医療者側の問題が大きいのはたしかですが、患者さん側にも一定の責任が存在します。仮にトラブルが起こっても、医療者側に100％責任があるとは認められないケースがほとんどです。それをしっかり理解しておくべきです。

一般的に多剤処方する医師は、新しい薬をそのまま追加しがちですが、本当はそれまで使っていた薬を削ったうえで変更するべきなのです。患者さん側も安易に自分の希望で薬を処方してもらうことは避けましょう。

あらためて適切な薬の処方を見直すことが、自身の健康を守り、医療費の無駄を減らすことにつながります。

脳の血管が詰まって起こる脳梗塞。患者数は１７４万人超。心臓との深い関係がある

脳梗塞の30％は心臓が原因となる「心原性」

脳の血管が詰まって起こる脳梗塞は、じつは心臓と大いに関係があります。
たとえば、心臓が細かく不規則に収縮を繰り返す心房細動があると、血流が悪くなるため血栓ができやすくなり、その血栓が脳の血管に移動して詰まれば、脳梗塞を引き起こす可能性が高くなります。また、心臓の手術を受けた患者さんは、どんなに手術がうまくいったとしても術後に脳梗塞を起こすリスクがアップします。回復する過程で、縫い合わせた部分が癒着を起こして全体的な心機能が低下するので、心臓内で血液によどみができて血栓が形成されやすくなるからです。

厚生労働省が行った２０２０年の「令和2年患者調査（確定数）」によると、日本ではおよそ１７４万２０００人が脳血管疾患にかかっています。年齢的には、男性の70代（約36・

5万人）、女性の80代以上（36・1万人）がピークの年齢です。脳血管疾患のうち、脳梗塞の割合は7割強を占めていますから、およそ122万人が脳梗塞を発症していることになります。脳梗塞にはいくつか原因がありますが、全体の30％くらいは心臓が原因となる心原性脳《しんげんせいのう》梗塞《こうそく》です。しかも、心原性脳梗塞は片麻痺《へんまひ》や言語障害などの後遺症が残りやすく、介護や介助といった生活支援が必要になり、生活の質が著しく落ちてしまいます。

再発もしやすい脳梗塞。予防には心臓側からの対策も考える

さらに、再発もしやすく、突然死を招くケースも少なくありません。ですから、かつて脳梗塞にかかったことがある人、発症リスクが高い人などを含め、脳梗塞を予防したり重症化させないようにしたりするために、心臓側からも考えて対策するべきなのです。

たとえば、脳梗塞を発症した患者さんの心臓に疾患があれば、それをしっかり治療します。心房細動などの不整脈がある場合も、必要ならば「カテーテルアブレーション（カテーテル焼灼術《しょうしゃくじゅつ》）」をはじめとした治療を行ったり、血液をサラサラにする薬を使ったりする際にはその患者さんにもっとも適したものを使う――。脳梗塞は脳の血管が関与している疾患ですが、そちらに対する処置だけでなく、心臓をきちんと管理しながら脳の血管に対する治療を

行うのです。

こうした治療体系が確立されれば、患者さんが日常生活の制限をほとんど受けない形で、再発防止を含めた脳梗塞の管理ができるようになるでしょう。

人工透析患者も脳梗塞リスクは高い

これまで、脳梗塞に対する治療ガイドラインは、ほぼ脳神経外科や脳神経内科が受け持っていました。そのため、重篤な心臓疾患がある患者さんや、心臓疾患を合併しやすい人工透析を行っている患者さんは、そもそもガイドラインの対象から除外されていたのが実情でした。しかし、実際はそうした患者さんこそ、脳梗塞を発症するリスクが高いといえます。冒頭でもお話ししましたが、私のこれまでの経験からも、いくつもの大規模データからも、脳血管疾患に心臓が大きくかかわっていることが近年わかってきています。ですから、〝首から下〟にさまざまな疾患を抱えていても、そちらを治療しながら同時に脳梗塞の予防や治療を行うことが必要なのではないかと強く思うようになったのです。

血管がボロボロになりトラブルを生む糖尿病。心臓疾患でも重大なリスク要因

糖尿病は、じつは血管の病気

脳の血管が詰まって発症する脳梗塞は心臓と深い関係があるため、心臓も含めた総合的な治療部門の整備が課題となっています。脳も心臓も血管のトラブルが病気につながるわけですから、大きく見ればどちらも「血管の病気」といえます。だからこそ、それぞれの専門診療科が協力して血管の状態を管理する必要があるのです。

そんな血管のトラブルでは、糖尿病も代表的な病気です。高血糖の状態が長く続くとそれだけでも動脈硬化を促進しますが、日本人に多くなってきた高血圧や脂質異常症が加わることで、全身の血管がダメージを受けてボロボロになっていきます。

さらに、血糖が高いとコレステロール値が高くない人でも血管内にプラークができやすくなり、プラークがはがれると修復するために血小板が集まって血栓をつくります。それが動

脈硬化で血流が悪くなっている冠動脈に詰まり、心筋梗塞や狭心症といった心臓疾患を引き起こします。糖尿病の人は、そうでない人に比べて男性で2倍、女性で3倍も心筋梗塞の発生頻度が高く、死亡率も1・5〜3倍ほど高くなるという報告もあるほど、糖尿病は心臓疾患の重大なリスク因子です。

血管が傷んでくると、心臓も「サボる」ようになる

また、高血糖による動脈硬化とは関係なく、糖尿病そのものが要因になる「糖尿病性心筋症」と呼ばれる心臓疾患も見られます。冠動脈の状態がそれほど悪くなくても、心臓の筋肉がどんどん傷んで心機能が低下する病気です。糖尿病で血管が傷んでいると全体的に血流が乏しい状態になり、心臓が「サボる」ようになります。すると心筋は衰えていき、突然死の原因となる心不全の発症につながってしまうのです。糖尿病も心臓疾患と大きくかかわっているとなると、糖尿病に関しても心臓の専門科を含めた総合的な治療体制が必要だと考える人がいるかもしれません。しかし、糖尿病は脳梗塞とは違って、現状ではそれぞれの専門科が個別に患者さんを診て、必要なタイミングで連携するという今の治療体制がベターだといえます。糖尿病はここ30年で治療薬がものすごく進化しました。たとえば血糖降下薬は、い

くつもの種類の薬を合わせた合剤や、週1回の注射で済むインスリン、1日のどのタイミングで打ってもいいインスリンも開発されています。

また、膵臓《すいぞう》のβ《ベータ》細胞を刺激してインスリンの分泌を増加させる「インクレチン」というホルモンのひとつ「GLP－1（ジーエルピーワン）」を分解する酵素「DPP－4（ディーピーピーフォー）」の働きを妨げることで血糖を下げる「DPP―4阻害薬」、腎臓の近位尿細管《きんいにょうさいかん》で糖を再吸収する役割を担っている「SGLT2（エスジーエルティーツー）」の働きを阻害し、余った糖を尿と一緒に排出させることで血糖を下げる「SGLT2阻害薬」という飲み薬も登場しました。

糖尿病治療薬の進化で、患者さんの健康寿命を延ばせる

こうした薬の進化によって、糖尿病の患者さんにとっていちばん怖い低血糖を起こしにくい状態で血糖バランスを保てるので、健康寿命を延ばせる期待が持たれています。薬による治療と生活習慣の改善で、糖尿病はきちんとマネジメントできる病気になってきているのです。このように治療体系がしっかり確立されている病気に対し、心臓血管外科が積極的に入り込んでいく必要はありません。あくまでも、糖尿病の影響で心臓にトラブルが起こってし

まった段階で治療に当たれば十分なのです。

まず心臓のトラブルを手術で治し、心機能を回復させることによって、糖尿病や動脈硬化の状態を改善させるような手だても今のところ見当たりません。その点、脳梗塞に関しては、心房細動を治療したり、心臓手術に付随して左心耳《さしんじ》に対する処置を行ったりすれば、効果的に予防できることがわかっています。ここが糖尿病との大きな違いといえるでしょう。

ここまでお話ししてきた心臓、脳、糖尿病だけでなく、腎臓や手足の末梢血管なども含めて「血管」という大きなくくりでとらえ、全身のすべての血管を丸ごと診る専門科を新たに立ち上げることができれば理想的といえます。ただ、先ほど取り上げた糖尿病もそうですが、腎臓や末梢血管などに関しては、治療がそれぞれ大きく異なることもあり、個別に対応しながら連携を深めていく体制が現状では最善といえます。

ですから、まずは腰から上、主に心臓と脳の血管をひとつのまとまりにして診る新しい治療体系をつくろうと考え、構築を進めているのです。

突然死。高齢化とともに、心臓のポンプ機能として肺に血液を送り出す右心室が関係している

従来、心臓疾患では左心室のトラブルを重要視してきたが……

近年、心臓突然死を招く原因として、心臓の「右心室《うしんしつ》」が注目されています。心臓は「右心房《うしんぼう》」「左心房《さしんぼう》」「右心室」「左心室《さしんしつ》」という〝4つの部屋〟に分かれています。それぞれの部屋は〝壁〟で仕切られ、右心房と右心室、左心房と左心室は「弁」でつながったうえで、血液が逆流しないようになっています。全身から大静脈を通って戻ってきた血液は右心房に入り、三尖弁《さんせんべん》でつながった右心室に流れ込んでから、肺動脈を通して肺に送り出されます。そして、肺でガス交換をして酸素を受け取った血液は、肺静脈を通って左心房に入り、僧帽弁《そうぼうべん》でつながっている左心室に流れ込み、大動脈から全身に送り出されるというのが血液循環の仕組みです（221ページ）。

これまで、心臓疾患では左心室のトラブルが重要視されていました。左心室はきれいになっ

た血液を全身に送り出すポンプ機能の中心的な役割を担っているからです。血液を押し出すためには大きな力が必要で、一般的にはおよそ１００㎜Hg、高血圧の人であれば２００㎜Hgほどの圧力が常にかかっています。そのため、左心室は構造的なトラブルを起こしやすく、問題が起こると心臓のポンプ機能の低下につながります。

いっぽう、右心室は肺に血液を送るだけなので、それほど大きな圧力は必要ありません。せいぜい20〜30㎜Hgくらいあれば十分なので、左心室と比べると負担が少ないといえます。そのため、心臓のポンプ機能のなかでは、ある意味〝おまけ〟のように考えられ、右心室のトラブルもそれほど重く見られていなかったのです。

高齢化が進み、心臓疾患の原因が右心室で見つかる

しかし、近年になって「右心室の機能が低下していると突然死が増える」という報告もあり、研究が進んでいます。

もっとも、小児の心臓疾患、生まれながらの先天性心疾患の領域では、かねて右心室のトラブルは治療すべきとされていました。たとえば、若年者の突然死の原因となる「不整脈源《ふせいみゃくげん》性右室心筋症《せいうしつしんきんしょう》」（ＡＲＶＣ＝エーアールヴイシー）」という病気があります。右心室から病変

が起こるケースが多く見られ、心筋が脂肪組織に置き換わってしまうことで心機能が低下し、致死性不整脈や心不全を引き起こす病気です。このＡＲＶＣでは、以前から右心室の病変に対するカテーテルアブレーション（カテーテル焼灼術）や手術による治療の対象になっていました。

また、生まれつき肺動脈と大動脈の２つの大きな血管を分ける仕切りの壁が体の前方にずれていることで起こる「ファロー四徴症《しちょうしょう》」という先天性心疾患では、右心室が肥大して機能が低下する特徴があり、心室中隔欠損を閉鎖する手術と右心室への流出路を再建する手術が行われます。

こうした右心室のトラブルが、成人でも突然死と深い関係があることがわかってきたのです。ＭＲＩ（エムアールアイ＝磁気共鳴画像法）などの画像診断が進化したことで、右心室に電気信号の少ない心筋が見えるようになったり、高齢化が進み年齢を重ねることで増える心臓疾患の原因が右心室で見つかったりするケースが増えたのだろうと考えられます。

右冠動脈が細い人は、右心室の血流が悪くなる

年を重ねると、右心房と右心室をつないでいる三尖弁が経年劣化して、どうしても閉鎖不

全が起こってきます。また、心房細動があれば、それだけで三尖弁の閉鎖不全が表れます。そうした加齢による心臓トラブルが原因で右心室にさまざまな異常が起こっているのではないかと推察され、突然死との関係が明らかになってきているのです。

さらに、心臓に酸素を含んだ血液を供給している冠動脈の問題が右心室の異常と突然死にかかわっているケースもあります。冠動脈は大きく3本あり、大動脈の根元から出て心臓を覆っています。ただ、この3本の太さが均等ではなく、右冠動脈《うかんどうみゃく》が細い人がいます。そういう人は右心室側の血流が悪いため、それを補う形で左冠動脈《さかんどうみゃく》から側副血行路《そくふくけっこうろ》が形成されて血流を維持しているケースがあり、加齢による動脈硬化などで左冠動脈が狭窄《きょうさく》したり、詰まったりしてしまうと、心臓は慢性虚血の状態になります。それが、致死性不整脈や突然死の原因になる場合もあるのです。

これまで〝おまけ〟と考えられてきた右心室が加齢とともにだんだんと重荷になってきて、突然死につながってしまう可能性がある。今後、さらなる研究が待たれます。

不整脈は、すぐに命にかかわる心臓病ではないが、放置しておくと心原性脳梗塞や、心不全につながっていく

不整脈は、心臓の拍動をつくり出す「心房」のトラブル

心臓の右心室が心臓突然死と深くかかわっていることがわかり、注目されていることを先にふれましたが、「心房」についても説明をしておきます。

繰り返しの説明となりますが、心臓は「右心房」「左心房」「右心室」「左心室」という4つの部屋に分かれていて、それぞれの部屋は〝壁〟で仕切られています。右心房と右心室、左心房と左心室は「弁」でつながっていて、血液が逆流しないような構造になっています。全身を流れている血液は、「全身→右心房→右心室→肺（ガス交換）→左心房→左心室→全身」という経路で循環しています。

全身を巡ってきた血液が流れ込む右心房、肺から血液を受け取る左心房は、それぞれ右心室、左心室に血液を送っていますが、全身に血液を押し出す左心室に比べると大きな圧力は

必要ありません。しかし、心房には心臓の「拍動」をつくる重要な働きがあります。

心臓は常にポンプのように収縮と拡張を繰り返す「拍動」によって、血液を循環させています。一般的には1分間に60～90回の拍動が行われ、規則正しいリズミカルな拍動によって血液循環が保たれているのです。

右心房で発生する電気信号がコントロールできなくなる

この拍動ですが、じつは電気信号によってコントロールされていて、電気信号は右心房と上大静脈《じょうだいじょうみゃく》の境界にある「洞房結節《とうぼうけっせつ》」という部分から発生します。生じた信号は右心房と右心室の境界にある房室結節《ぼうしつけっせつ》に伝わり、さらに心臓全体に広がっていきます。つまり、右心房はペースメーカーの役割を担っているのです。

この右心房で生じる電気信号が、心臓の別の場所から無秩序に発生することで起こるのが「不整脈」です。電気信号がうまくコントロールできなくなるため、拍動が不規則になります。1分間に60～90回の規則的な拍動が、50回未満に減ると「徐脈」、逆に100回以上に増えると「頻脈《ひんみゃく》」と呼ばれます。また、拍動のタイミングがずれる「期外収縮《きがいしゅうしゅく》」というタイプの不整脈もあります。

期外収縮はよく見られる不整脈で、多くの場合は気にする必要はありません。ただ、期外収縮がきっかけで起こる「心房細動」には注意が必要です。

加齢がリスク要因。左心室に血液を送る左心房に大きな圧力がかかる

心房細動のほとんどは、左心房につながる2本の肺静脈付近で発生する異常な電気信号によって起こります。心房が細かく不規則に収縮を繰り返して痙攣したような状態になり、動悸《どうき》や息切れの症状が表れます。血流が悪くなるため血栓ができやすくなり、心原性脳梗塞や心不全につながって死を招くリスクがある不整脈です。加齢が大きなリスク要因で、高齢化が進んでいる日本では患者さんが増えています。

拍動をつくっているという点から考えると右心房のほうが重要ですが、心房細動の原因になる左心房にはより注意が必要といえます。

心房細動の原因が左心房にあることは、以前からよく知られていました。全身から血液が流れ込む右心房に比べると、全身に血液を押し出す左心室に血液を送る左心房のほうが大きな圧力がかかるため、トラブルが生じやすいのです。たとえば、年を重ねると左心房と左心室をつないでいる僧帽弁が傷みやすくなり、僧帽弁閉鎖不全症が起こります。僧帽弁がきち

んと閉じないために血液が逆流すると、負荷がかかる左心房は徐々に拡大していきます。すると、左心房に異常な電気信号が発生して心房細動の発症につながるのです。

不整脈の放置は命にかかわる疾患につながる

心房細動そのものは致死的な不整脈ではありませんが、先ほどもお話ししたように脳梗塞や心不全といった命にかかわる疾患につながります。自覚症状がないからといって放置してはいけません。早期に発見して適切なタイミングで治療を始めることが重要です。

治療はまず脈拍数を抑える抗不整脈薬や、血栓をできにくくする抗凝固薬による薬物療法を行うのが一般的です。それで効果が見られない場合は、カテーテルアブレーション（カテーテル焼灼術）が検討されます。太ももやひじからカテーテルを挿入し、異常な電気信号を発生させている部分に高周波の電気を流して焼く方法です。慣れている医師が行えば成功率は90％以上といわれ、完治も望めます。

心臓の構造や役割から発症しやすい疾患の研究が進み、治療もさらに進歩することを期待しています。

よく耳にする「心不全」。病名ではなく心臓の働きの低下を示す。だからこそ、早く食い止めなければならない

心不全を引き起こす病気は心臓病だけではない

高齢化が進んでいる日本では「心不全」の患者さんが増えています。毎年1万人ずつ増加しているというデータもあり、危惧されています。

心不全というのは病名ではなく、心臓の働き＝ポンプ機能が徐々に低下し、全身に十分な血液を送り出せなくなっている病態を指します。息切れやむくみといった症状が表れ、そのままにしておくと徐々に悪化して命を縮めてしまいます。そのため、早い段階で進行を食い止めることが重要です。

心不全は単体の病気ではなく病態ですから、心不全を起こす患者さんは、その原因になる疾患を何かしら抱えています。心臓疾患では、心筋梗塞、心臓弁膜症、心房細動などがあげられます。心臓以外では、慢性腎臓病や膠原病《こうげんびょう》が心不全を引き起こす代表的な病気です。心

臓や腎臓の病気にとって大きなリスク要因である糖尿病や高血圧といった生活習慣病がある人も心不全のリスクが高いといえるでしょう。

心不全の治療は薬物療法が中心

高齢化に伴い心臓疾患の再治療も増えていますが、腎臓や肺などの重要臓器障害も進行することから、高齢者の心不全は治療抵抗性が高くなっていきます。つまり、改善しにくいということです。

しかし、現在の心不全治療は薬物療法が中心です。血液がうっ血することで起こる症状を改善したり、心臓の負担を軽減するため血圧を下げたりする「ACE（エース＝アンジオテンシン変換酵素）阻害薬」や「ARB（エーアールビー＝アンジオテンシン受容体）拮抗薬」、心臓の動きを少し休める作用があるβ遮断薬、利尿薬などをうまく組み合わせて使うのが一般的です。ほかでは、「再同期療法」という心拍動のずれをペースメーカーで調整する方法が一部の患者さんで奏功しています。

心不全が進行しないよう食い止めるためには、原因になっている疾患をしっかり治療して、コントロールすることも重要です。

原因疾患に対する手術を行うケースも

その原因が心臓疾患である場合、薬物治療ではなく手術が行われるケースもあります。たとえば、僧帽弁閉鎖不全症が悪化すると、左心室に送られた血液が左心房に逆流するようになります。すると、大きな負担がかかる心臓は肥大していき、全身に送り出される血液量が不十分になって心不全を起こします。そうした患者さんには、劣化した弁を交換する弁置換《べんちかん》術《じゅつ》や、弁を修復する弁形成術などの手術を実施することで心臓の機能を改善すれば、心不全の進行を食い止めることができるのです。

ただ、僧帽弁を手術するだけで長期にわたって心不全の進行を遅らせることができるのかどうかは、まだはっきりしていません。また、僧帽弁閉鎖不全症が悪化する前の段階で手術を行うような早期介入が、どれくらい心不全の進行を抑える効果があるかどうかについても実証されていないのが現状です。

心臓の筋肉に問題があって起きている心不全は手術効果も小さく

ほかに、心臓の筋肉＝心筋に問題がある心筋症《しんきんしょう》が悪化して心不全が起こっている場合は、手術による心不全の抑制や延命の効果は小さいことがわかっています。

かつて、拡張型心筋症の患者さんに対して「バチスタ手術」と呼ばれる方法で心不全の悪化を防げると期待されていた時期がありました。拡張型心筋症の患者さんは、とくに左心室の筋肉が収縮する働きが低下し、左心室が大きくなることでさまざまなトラブルを引き起こします。それならば、大きくなった左心室の壁の一部を切り取り、縫い縮めて左心室の直径を短くして心臓の容量を減らせば、収縮がもとに戻って心不全に有効なのではないか。そうした発想から考案された手術です。

しかし、バチスタ手術に関するさまざまな前向きな研究が実施された結果、限定された部分では効果はあるものの、トータルで見ると心不全に対する顕著な効果は認められませんでした。そのため、今はバチスタ手術は行われていません。

現状では、末期心不全の患者さんに対する治療は、補助人工心臓の設置か、心臓移植しかありません。近年、骨格筋芽細胞《こっかくきんがさいぼう》や「ｉＰＳ（アイピーエス）細胞」の心筋シートを使って心筋を再生させる再生医療が期待されていましたが、現時点では補助人工心臓の設置や心臓移植を行う時期を遅らせる「ブリッジユース＝橋渡し医療」が目的です。

ですから、心不全が起こった場合は、まず原因疾患に対して適切な治療を行って状態をしっかりコントロールし、心不全の悪化を防ぐことが最優先になります。

貧血で細胞が酸欠になると心臓はフル稼働。大きな負担から心不全を招くケースもある

不整脈のひとつである心房細動が進むことで心不全を招く

心不全を起こす原因になっている「心臓弁膜症」や「心筋症」。その原因疾患のひとつとして、注視されているのが「心房細動」です。心房細動は、心臓が細かく不規則に収縮を繰り返し、規則正しい心房の収縮ができなくなる不整脈のひとつです。それだけでは命にかかわるような病気ではありませんが、心不全を合併して死亡の原因になるケースも多いことがわかっています。「伏見ＡＦ（エーエフ）レジストリー」という心房細動のコホート研究（統計上、同一の性質を持つ集団への調査研究）では、「心房細動患者における心血管死の死因は14・５％が心不全」で、もっとも多かったことが報告されているのです。

心房細動が進むと心臓のポンプ機能が徐々に衰えていき、血液が心房から心室にスムーズに流れなくなるため血流が滞ってしまいます。すると、心房が拡大して弁にトラブルが生じ、

血液の逆流が起こります。結果、十分な血液を送り出せなくなって心不全を発症するのです。

心房細動がある人は、まずは薬物治療によるリズムや心拍数の管理を行い、カテーテルアブレーション（カテーテル焼灼術）などの治療で症状をしっかりコントロールすることが、心不全の予防につながります。心房細動によって弁にトラブルが起こっている場合は、カテーテルを使って大動脈弁を交換する「ＴＡＶＩ（タビ＝経《けい》カテーテル大動脈弁《だいどうみゃくべん》留《りゅう》置《ち》術《じゅつ》）」や、ずれてうまく閉じなくなっている僧帽弁の両端をクリップで留める「マイトラクリップ＝経皮的僧帽弁クリップ術」といった治療で、うっ血を改善し、心不全の悪化を防ぎます。

細胞の酸欠をカバーするため心臓はフル稼働となり……

また、「貧血」が心不全につながるケースもあります。貧血とは、血液中の正常な赤血球の量が少なくなっている状態を指します。赤血球に含まれていて、全身に酸素を運ぶ役割があるヘモグロビンの量も低下するため、細胞が酸欠状態になって不調が表れます。

体内が酸欠状態になると、それをカバーするために心臓はフル稼働となり少しでも多く血液を循環させようとします。すると、心臓の拍動数が増加して「心悸亢進」という症状が表れます。それだけ心臓には大きな負担がかかるので、さまざまな心臓疾患につながります。

たとえば、通常なら問題ない程度の軽い弁膜症があるような人は、貧血が悪化すると心臓の負担が増大し、心不全を発症しやすくなってしまうのです。

70％は鉄欠乏性貧血だが、ほかの病気が隠れていることも

貧血のおよそ70％は体内の鉄分不足で起こる「鉄欠乏性貧血」ですが、ほかの病気が原因になっているケースがあります。消化管などのトラブルによる出血や子宮筋腫が原因であるもの、動悸や息切れの症状には心臓疾患が隠れている場合もあります。まずは、血液内科などの専門科を受診し、治療をして、貧血の状態をコントロールすることが心不全を防ぐ第一歩です。このように、心不全は原疾患の進行や悪化によって発症します。心不全の症状が出て受診した患者さんを検査した結果、ほかにトラブルがあったというケースもありますが、多くはもともと心臓をはじめとしたなんらかの疾患を抱えて治療を受けている患者さんに心不全の症状が表れ、循環器内科や心臓血管外科にバトンタッチするパターンがほとんどです。

心房細動や心臓弁膜症などの心臓疾患はもちろん、糖尿病、腎機能障害、高血圧といった生活習慣病がある人は心房細動にもなりやすい状態なので、そこから心不全も起こして生活制限を来すリスクがある。そう自覚して、しっかりコントロールすることが重要なのです。

湿布薬はじつは要注意な外用薬。心臓にトラブルがある人、高血圧で降圧薬を服用中の人はとくに気をつける

市販の湿布薬も含めて、血圧上昇を招く成分が入っている

ほとんどの人は、肩こりや腰痛で湿布薬を使ったことがあるのではないでしょうか。通院している医療機関で処方してもらえますし、ドラッグストアでも市販品を購入できますから、もっとも身近な薬といってもいいかもしれません。

しかし、手軽だからといって安易に使いすぎてはいけません。とりわけ、心臓にトラブルを抱えている人は注意が必要です。湿布薬には血圧を上昇させたり、病状を悪化させたりする危険があるのです。湿布薬に含まれている代表的な成分は「フェルビナク」「ジクロフェナクナトリウム」「インドメタシン」の3つで、いずれも「非《ひ》ステロイド性抗炎症薬《せいこうえんしょうやく》（NSAIDs＝エヌセイズ）」に分類される薬剤です。解熱鎮痛剤のアスピリン、ロキソプロフェン、イブプロフェンも同じ分類です。

エヌセイズは、体内で炎症、痛み、発熱を引き起こす「プロスタグランジン」という生理活性物質がつくられるのを抑えることで症状を改善します。プロスタグランジンは「シクロオキシゲナーゼ（ＣＯＸ＝コックス）」という酵素が作用してつくられることから、エヌセイズはその酵素の働きを阻害し、プロスタグランジンが産生される経路を抑制するのです。

これにより、体内で水やナトリウムの再吸収の抑制に関与している「プロスタグランジンＥ２（イーツー）」や「プロスタサイクリン」という生理活性物質の産生が抑えられます。また腎臓の血管が収縮して、腎血流量が低下します。その結果、体内に水やナトリウムがたまりやすくなり、血圧の上昇や浮腫が生じるのです。

湿布薬を多用すると、降圧薬の効きが弱くなることもある

エヌセイズが血圧に及ぼす影響を検討した報告によれば、平均５㎜Hg程度の血圧上昇を招くとされています。血圧が正常な高齢者がエヌセイズの使用を開始した直後から、血圧が高血圧の範囲まで上昇し、使用を中断すると血圧が正常化したという報告もあります。それだけ、エヌセイズは血圧に影響します。

もともと高血圧の人であれば、エヌセイズの過度な使用は、狭心症、心筋梗塞、大動脈解

離といった心臓疾患を発症するリスクが高くなる可能性があるのです。

またエヌセイズは、ACE阻害薬、ARB受容体拮抗薬、利尿薬といった降圧薬と相互作用があります。普段から血圧の薬を飲んでいる人が安易に湿布薬を多用していると、気づかないうちに血圧の薬の効き目が弱くなり、血圧が高い状態のまま過ごすことにもなりかねないので注意が必要です。

効き目が強力な湿布薬の容量・用法では、1日2枚

さらに、先ほども少しふれたように、エヌセイズは長期にわたって使っていると体内に水分を貯留させます。すると、頻脈などの不整脈、息切れ、浮腫といった心不全の症状が表れる場合があります。これは、人工透析の患者さんにも同じような症状が見られます。

体内にたまった水を一気に吐き出したり、再びたまったりすることを繰り返していると、心房は水がたまっている状態に対して鈍感になり、心房細動が起こりやすくなります。すると、心拍出量が少なくなるので、だんだんと心房が大きくなっていきます。その結果、心臓の働きが落ちて血液の流れが悪くなり、心房内で血栓ができやすくなります。それが脳の血管に移動して詰まれば脳梗塞を引き起こします。

こうしたリスクがあるため、心臓にトラブルがある人は安易に湿布薬を使ってはいけません。とりわけ、近年登場した「ロコアテープ（一般名＝エスフルルビプロフェン・ハッカ油製剤）」と呼ばれる湿布薬（経皮吸収型鎮痛消炎剤）は効き目が強力で、2枚貼っただけで主成分の血中濃度が飲み薬を服用した場合と同程度まで上昇します。そのため、「1日1回、上限2枚まで」と用法・用量が決められています。また、心臓疾患に対してよく使われる抗凝固薬の「ワルファリン」との併用には注意が必要とされています。

「外用貼付薬」はれっきとした薬。当然、副作用もある

湿布薬は、飲み薬よりも安全性が高いというイメージがあるためか、多用している人も少なくありません。しかし、皮膚から薬剤を吸収させる外用貼付薬で、れっきとした薬です。これまでお話ししたようなリスク、深刻な副作用もあります。

いっぽうで、患者さんから「出してください」と言われれば、医師は簡単に処方してしまいがちな薬でもあります。医療機関で処方できる1処方当たりの枚数は、2022年度診療報酬改定で上限63枚に制限されましたが、それでも少ない量とはいえません。手軽な薬だからこそ、しっかりリスクを把握したうえで、適切な用法と用量を守る必要があるのです。

心臓発作は胸の強い痛みが一般的だが、糖尿病の人は「痛みのない心臓発作」に注意したい

胸痛など強い痛みを伴う心臓発作。いっぽうで「痛みのない発作」もある

心臓発作は、心筋に酸素や栄養を供給する冠動脈の血流が大幅に減ったり、途絶えてしまったりしたときに起こります。主に狭心症や心筋梗塞といった冠動脈疾患で見られます。心臓発作の症状は「胸痛」が多く、締めつけられる、重苦しい、焼けつくといった痛みが生じます。また、背中、あご、腕、上腹部、喉に痛みが出る場合や、冷や汗、呼吸困難、吐き気、立ちくらみを起こすケースもあります。いずれにせよ、心臓発作が起こったら、迅速に治療を受ける必要があります。処置が遅れると致死的不整脈の心室細動《しんしつさいどう》が誘発されることもあり、心臓のポンプ機能が停止して死に至るケースもあります。命にかかわる緊急事態なのです。

つまり、心臓発作の多くで痛みが表れます。血流が断たれたところの心筋が急速に〝死んでしまう〟ためで、この場合、激しい痛みを生じるのが一般的です。休んでも痛みや動悸が

15分程度続く場合、すぐに救急車を呼んでください。到着するまでの間は、服による締めつけを緩め、上半身を起こして楽な姿勢をとるようにしましょう。

さらに注意すべきなのが「痛みのない心臓発作」です。発作のサインとして激しい痛みが出ないため、処置が遅れて突然死を招くケースがあるのです。

高血糖で神経細胞が傷つくと、痛みやしびれを感じにくくなる

こうした痛みのない心臓発作は「無《む》症候性《しょうこうせい》心筋《しんきん》虚血《きょけつ》」と呼ばれ、糖尿病の人に多く見られます。糖尿病の3大合併症のひとつに神経障害があります。血糖値が高い状態が続くと、こまかい血管の血流が悪くなったり、体内に余っているブドウ糖の代謝産物が蓄積するなどして神経細胞が傷つき、痛みやしびれを感じづらくなります。そのため、心臓発作を起こしても気づきにくくなるのです。

実際、糖尿病の人が冠動脈疾患で病院に救急搬送された場合、突然死か、その一歩手前の急性心不全を起こしているケースがよく見られます。運よく突然死を免れたとしても、緊急治療をしなければそのまま亡くなってしまいます。それくらい悪化するまではっきりとした自覚症状がないのです。

アメリカ心臓協会（ＡＨＡ）によると、米国では1年間に80万５０００件の心臓発作が起こっているそうです。そのうちの17万件ほどが、こうした無症候性心筋虚血と推計され、糖尿病患者に多く見られると報告されています。やはり、糖尿病の人は痛みがない心臓発作を起こすリスクが高いといえます。

糖尿病の人は冠動脈が詰まっていても痛みを感じない

心臓疾患に限らず、急に〝新しい病気〟を発症した場合は、激しい症状が表れるものです。たとえば、心臓弁膜症の治療をしていて、急に胸が圧迫されたり痛みが出たりするなどの症状が起こったら、今度は新たに冠動脈疾患が生じたと考えて対応する必要があります。

いっぽう、糖尿病や高血圧などの慢性疾患のようにじわじわと進行する病気では、その病気の深刻さと症状の表れ方があまり相関しないケースが多いといえます。慢性疾患によって心臓のトラブルが徐々に進行している場合も同様で、狭心症や心筋梗塞などの冠動脈疾患が生じても、自覚できるような急激な発作が起こらないのです。

また一般的な狭心症では、心臓が肥大していたり、心筋の量が多く、なおかつ基礎疾患として高血圧があったりするといったように、あからさまに体が悲鳴を上げるような状況が心臓になければ、発作による激しい痛みはあまり生じません。痛みを感じにくくなっている糖尿病の人はなおさらで、心臓の状態は通常で冠動脈だけが詰まっているくらいでは、痛みは出ないケースがほとんどといえます。

　だからこそ、糖尿病をはじめとして生活習慣病などの慢性疾患を抱えている人は、心臓発作の小さなサインも見逃さないよう意識すべきです。ちょっとした痛みや圧迫感などの症状が出て、すぐに症状が改善した場合でも、体の中では必ず重大な何かが起こっています。早い段階できちんと検査を受けて、何が起こっているかを判明させ、適切な処置をすることが命を守ります。

逆流性食道炎がある人は胸の痛みの原因をしっかり鑑別する

脚に慢性的な痛みがあると、心臓の痛みを感じにくくなる

前項では、糖尿病の人は〝「痛みのない心臓発作」に注意すべき〟というお話をしました。心臓発作は、心筋に酸素や栄養を供給する冠動脈の血流が大幅に減ったり、途絶えてしまったりしたときに起こるもので、迅速に処置をしなければ突然死するケースもあります。多くの場合で痛みが表れますが、血糖値が高いと神経障害が出て痛みを感じづらくなるため、心臓発作を起こしても気づかずに処置が遅れてしまう危険があるのです。

糖尿病以外にも、心臓発作の痛みが〝隠されて〟しまう疾患があります。「末梢動脈疾患《まっしょうどうみゃくしっかん》（PAD＝パッド）」と呼ばれる脚の病気がそのひとつです。脚の血管に生じた動脈硬化によって血管が細くなり、脚に十分な血液が流れなくなることで発症します。歩行時の痛みやしびれから始まり、進行すると安静時でも痛みが生じるようになります。「痛み」という感覚は

相対評価ですから、ほかに強い痛みの症状があると、弱いほうの痛みは隠されてしまいます。そのため、普段から慢性的な強い脚の痛みを抱えていると、心臓発作の痛みを感じにくくなってしまうのです。

しかも、脚の血管に動脈硬化がある人は、全身の動脈硬化も進んでいる可能性が高く、なんらかの心臓疾患にかかるリスクが高いといえます。ですから、なおさら痛みを感じない心臓発作に注意が必要なのです。

実際、脚の血管が詰まっていることで日頃から脚に痛みがある人が、なんとなく胸部に痛みのような違和感を感じて検査を受けたところ、狭心症が発覚したというケースもあります。脚以外でも、慢性的な痛みが表れる疾患を抱えている人は、心臓発作の小さな〝サイン〟を見逃さないように意識しましょう。

逆流性食道炎による胸やけは、心臓発作も疑ってみる

「逆流性食道炎」も、心臓発作による痛みなのかどうかをしっかり鑑別しなければならない疾患です。胃液や食べたものが胃から食道に逆流して起こる疾患で、内視鏡検査で食道に炎症が認められる場合、それに該当します。逆流性食道炎では、胸やけ、胸の痛み、胸のつか

え感などの症状が繰り返し出るので、心臓発作ではないかどうかをしっかり見極めることが重要なのです。実際、胸に痛みが出て心臓発作ではないかと疑って検査を受けてみたら、心臓に問題はなく逆流性食道炎だったというケースは少なくありません。もちろん、その逆もありえます。心臓発作だった場合は迅速に処置しなければ命を失うケースもありますし、逆流性食道炎の場合でも食道がんになりやすくなるので適切な治療が必要です。きちんと鑑別しなければならないのはそのためです。

とりわけ近年になって、逆流性食道炎の患者数が右肩上がりに増えています。厚生労働省の調査によると、1970年代は人口の3％ほどでしたが、2010年には20％を超え、現在は30％前後と見られています。老若男女問わず、日本人の3分の1が逆流性食道炎を抱えているということで、新たな国民病だという声もあるほどです。

高齢化、高脂肪食、過食、肥満で増える逆流性食道炎

われわれの胃と食道の境目には下部食道括約筋《かぶしょくどうかつやくきん》という筋肉があって、胃酸や胃の内容物が逆流しないような構造になっています。しかし、近年はこの筋肉が緩んでしまっている人が多いため、逆流性食道炎が増えているといわれています。

高齢化が進んで筋肉が緩んでいる人が増えたこともありますが、食生活の欧米化によって、高脂肪食、過食、刺激の強い料理、アルコールを摂取する機会が増え、胃酸が活発に分泌される環境が当たり前になったのも理由とされています。肥満によって胃に圧力がかかり胃酸が逆流するケースの増加も指摘されています。

脂肪分の多い食事と暴飲暴食を改める

胃酸の酸性度は非常に高く、食道の粘膜は耐えられませんから、逆流があると炎症を起こします。さらに、胃の粘膜が食道側に延びる「バレット食道」と呼ばれる状態になると、食道がんにかかりやすくなってしまいます。バレット食道の人はそうでない人と比べて１２５倍も食道がんリスクが高いという報告があるほどです。日本でも、通常は70代以降に多い病気とされるのに、50代後半からの若年性の食道がんが増えています。

逆流性食道炎だった場合、胃酸分泌抑制薬「ＰＰＩ（ピーピーアイ＝プロトンポンプ）阻害薬」を中心に用いる薬物治療と、脂肪分の多い食事や暴飲暴食を改める生活習慣の改善を行うことで治りやすい病気になってきています。心臓疾患でも逆流性食道炎でも、早い段階で適切な治療を受けるためにも、胸の痛みに注意を払いましょう。

第4章

60代、70代と新型コロナ

感染しないための予防法と、万一感染したときへ備えておくこと

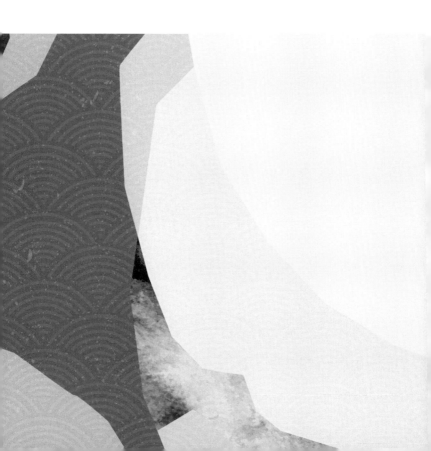

新型コロナを警戒し運動量が激減しているならば、「腹式呼吸」で心臓を守る

身体活動が中程度でも、運動で突然死リスクは低くなる

心臓にとっては、安静な状態よりも、適度な運動が有益であることはよく知られています。2021年2月に公表されたデンマークの研究でも、「運動によって突然死のリスクを低くできる」と報告されています。

たとえば、1週間の総エネルギー消費量に基づいて、身体活動が中程度の人は、座りがちな人と比べて心筋梗塞後の突然死リスクが33％低く、身体活動が高度の人は同じく45％も低下していました。

こうした身体活動の強さを国際的には、1週間当たりの運動量の強さを「メッツ（METs）」という単位で示しています。通常、座って安静にしている状態が1メッツで、普通歩行が3メッツとのことです。

「身体活動が中程度の人」は、１週間当たりの「メッツ」が「16・１〜32」とされていますが、「座りがちな人」になると同様の「メッツ」は「７未満」と減ってきます。

逆に、「身体活動が高度な人」では「メッツ」が「32超」と数値でも明らかになるのです。厚労省の「健康づくりのための身体基準」でもこの「メッツ」が示されていて、60分の普通歩行、または30分の軽いジョギングが「３・０メッツ」とされています。これを１週間続けた場合は「３・０メッツ×７＝21・０メッツ」になり、紹介した研究における中程度の身体活動の範囲に該当します。

やはり、適度な運動は心臓病の予防効果があるのです。

１日朝晩２回、背筋を伸ばしてイスに座り……

心臓にトラブルを抱えている人はもちろん、発症前で生活習慣病がある段階の患者さんに対する予防においても適度な運動は大切ですが、コロナ禍を契機に外出が減り、運動量が激減している人も多いことでしょう。そんな状況でおすすめしたいのが「呼吸法」です。

よく知られたものでは、俳優の美木良介さんが考案した「ロングブレス」という呼吸法が流行したことがありました。「鼻から強く吸って、口で長く吐く」を繰り返す呼吸法です。

筋肉を効率的に増やして脂肪を減らす効果があると話題になり、今も高い人気があります。

こうした呼吸法はほかにもたくさんあって、どれを実践すればいいのかわからないという人も多いでしょう。そんなときに覚えておいていただきたいのが、心臓の健康を維持するためには「腹式呼吸」が効果的であるということです。

われわれが日常で行っている呼吸は「胸式呼吸《きょうしきこきゅう》」と呼ばれ、胸を動かします。いっぽう、腹式呼吸は胸をあまり動かさず、胸腔《きょうくう》と腹腔《ふくくう》を区分している横隔膜を上下に動かして、お腹を大きく膨らませたりへこませたりする呼吸です。横隔膜を大きく動かすため一度に吸う量が多くなり、肺にどんどん血液が送られて血流がよくなります。肺の血流が促進されると、その分、心臓も活発に動くことになり鍛えられるのです。

腹式呼吸のやり方はいくつもありますが、ひとつ具体例を紹介します。まず、背筋を伸ばしてイスに座り、お腹に手を当てたまま鼻からゆっくり大きく息を吸い込んでお腹を膨らませます。次に口からゆっくり長く息を吐き出し、お腹をへこませます。吐くときは吸い込む際の倍くらいの時間をかけて行います。3秒かけて息を吸ったら、6秒かけて吐き出すイメージです。これを5回ほど繰り返すのを1セットにして、1日朝晩2回行うとよいでしょう。

腹式呼吸で心拍数が低くなり血圧も安定する

腹式呼吸は、心臓に適度な負荷をコンスタントにかけられるので心臓突然死の予防効果があるとされています。また、日頃から呼吸法を行っていると呼吸が整うため、多くの場合で平均心拍数が低くなります。いくつもの研究報告で、心拍数が高い人は突然死しやすいことがわかっています。その点からも腹式呼吸は心臓の健康維持に有益といえます。

腹式呼吸によって内臓を包んでいる「インナーマッスル」が鍛えられることも心臓によい影響を与えます。インナーマッスルは深層筋と呼ばれ、脊椎や骨盤を支え姿勢保持などにかかわっている深いところにある筋肉です。姿勢や関節の安定性を高めるだけでなく、呼吸にも関係しています。

心臓は血液を全身に送り出すポンプの役割を担っています。インナーマッスルを含めた全身の筋肉は、心臓から送り出される血液を受け取る側で、それがしっかり活動していると血圧が安定するなど心臓の負担が減るのです。

さらに、腹式呼吸をお風呂などの湿度の高い場所で実践すると効果が高くなります。好みの香りのアロマオイルなどと組み合わせると副交感神経が優位になる効果も期待できます。

副交感神経が優位になると、心拍数が抑えられ、血管が拡張して血圧も低下するのです。

パルスオキシメーターで血中酸素飽和度も確認する

呼吸法で心臓の健康管理をする場合、日頃から心拍数＝脈拍数を計測して把握しておくことをおすすめします。また、血中の酸素飽和度を計測するパルスオキシメーター（経皮的動《けいひてきどう》脈血酸素飽和度測定器《みゃくけつさんそほうわどそくていき》）があれば、腹式呼吸を何回行うと最大値に到達するかを確認しておくといいでしょう。

腹式呼吸をどのくらいのスピードで何回行えば心拍数と酸素飽和度が安定するのか。いろいろと試しながら実践すれば自分にとって最適な呼吸法が見つかります。心臓を守ることにつながりますし、体に突然の負担がかかった際にも身を守る余力を与えてくれます。

新型コロナワクチン接種後の血管障害。接種をきっかけに隠れていた症状が表面化することも

ワクチン接種後に心血管障害、脳血管障害、血栓症が確認されたケースも

新型コロナウイルス感染症は、2023年、感染症法上では5類感染症となりましたが、高齢者にとってはまだまだ用心すべき感染症です。これまで無料で実施されてきた日本のワクチン接種は今後、季節性インフルエンザと同じように、希望者が一部負担金を支払っての接種となる模様ですが、新型コロナウイルス感染症の発症や重症化を防ぐ効果があるのは間違いなく、現時点ではウイルスから自分の身を守る最善の手段といえるでしょう。

いっぽうで副反応の報告が増えているのもたしかで、ワクチン接種後に心血管障害、脳血管障害、血栓症が確認されたケースも見られます。今のところワクチン接種との因果関係はわかっていません。ただ、ワクチン接種による免疫反応などで高熱が出ることを見ても、一部の方には健康被害に属するダメージを与えている可能性もあります。何分、mRNA（エ

ムアールエヌエー＝メッセンジャーアールエヌエー）という〝タンパク質の設計図〟の入った遺伝子情報を投与するタイプの集団接種ワクチンは、新型コロナワクチンがはじめてなので、副反応も手探り状態なのです。一部の方でこれまでは表面化していなかった心臓や血管のトラブルが、ワクチン接種をきっかけに表に出てしまった可能性も考えられます。

ワクチン接種後に血圧の上昇を訴える人が増えた

実際、「ワクチン接種後に血圧が上がった」という患者さんが増えています。

また、大動脈解離で救急搬送される患者さんも、これまでは1か月に1件あるかないかだったのが、多い月では2～3件に増えていた印象です。大動脈解離は前ぶれなく血管が裂けて解離し、1度目の発症で突然死する危険がある疾患です。血圧が高く、上行大動脈（心臓から出て上に向かう動脈）が太くなっている人に多く見られます。

そんな大動脈解離の患者さんが増えているのは、コロナ禍の巣ごもり生活で血圧の管理が不十分になっていることに加え、ワクチン接種による血圧上昇が引き金になっているケースもゼロとは言い切れません。しっかりした調査と解明が必要です。

そうはいっても、ワクチンは新型コロナから命を守る有効な手段です。だからこそ、心臓や血管にトラブルが起こる可能性もゼロではないと想定して対策を講じたうえで、ワクチン接種に臨むのが理想的といえるでしょう。

まずは心臓ドックなどの検査を受けて、自分の体の基礎データをきちんと把握しておくことが重要です。心臓血管系では心電図、心エコー、心臓ＣＴの３つの検査で正常なのか異常があるのかどうかがわかります。これにプラスして頭部ＭＲＩで脳血管の状態を確認しておけば安心です。血管トラブルが起こったときに命にかかわるのは心臓、脳、大血管ですから、検査を受けて自分がそれぞれどんなリスクを抱えているのかをチェックしておきましょう。

ワクチン接種が「思わぬきっかけ」となる可能性も

また、血圧を日頃から定期的に測り、把握しておくことも大切になります。先ほどもお話ししましたが、ワクチン接種後に血圧が上がるケースが多く見られます。

病院で計測した場合、「上の血圧（収縮期血圧）１２０㎜Hg未満／下の血圧（拡張期血圧）80㎜Hg未満」が正常の範囲です。それが、ワクチンを接種したあとの計測で前ぶれなく上の血圧が１８０程度、または下の血圧が１３０程度まで上昇する人が少なくないのです。この数値は、放置しておけば3年ほどで人工透析が必要になるようなレベルです。ですから、日頃から血圧を測って数値を把握しておき、ワクチン接種後も含めて上が180、下が110を超えるようなら、すぐに医療機関で診てもらってください。そういう人は、ある日突然、血管や心臓のトラブルを起こす〝素養〟があるということです。

心臓トラブルを起こす患者さんは、自分の血圧を正確に把握していないケースがたくさん見受けられます。先日来院された70歳の女性は、「いつも血圧は正常値です。病院でも自宅でも、上は100もありません」とのことでした。しかし、血液検査ではBNPの数値が高かったのです。BNPとは「脳性（B型）ナトリウム利尿ペプチド」と呼ばれるホルモンで、血圧の上昇など心臓にストレスがかかると、それを和らげるために心室などから分泌されます。つまり、BNPが高ければそれだけ心臓に負担がかかっている証しです。念のためCT検査をしてみたところ、上行大動脈が太くなっていることもわかりました。

血圧が高くなければ、BNPが高くなったり上行大動脈が太くなったりすることはまずありません。そこであらためて血圧を計測してみると、「上150／下90」でした。その患者さんは、緊張や興奮などによって血圧が上昇するタイプだったのです。

こうしたタイプの人は、思わぬきっかけでいきなり心臓トラブルを起こすリスクが高いといえます。ワクチン接種がそのきっかけになってしまう可能性もないとはいえません。今までの生活習慣病とその自己管理の再点検がセットになっていると考えるべきです。

新型コロナへの感染は血管へのダメージを与え、後遺症として心臓血管疾患のリスクが大きく上がる

米国の調査では心不全リスクが72%、心臓発作リスクが63%も上昇

新型コロナウイルスの新規感染者は季節による増減はありますが、高齢者にとってはまだ気は抜けません。これまでの感染の中心になっていたオミクロン株や、その変異株である「ＢＡ.２（ビーエーツー）」は感染しても多くは重症化することなく、「風邪程度の軽症で済む」といわれてきたため、軽視している人も少なくありません。しかし、甘く考えていると心臓に深刻な事態を招く危険があります。２０２２年２月には、米国の生物医学雑誌『ネイチャーメディシン』に、新型コロナ感染によって心臓や血管の後遺症リスクが高まる可能性を指摘する論文が掲載されたのです。

米国・ワシントン大学の研究者グループが、米国・退役軍人省のデータを基に調査した研究です。これは、米国の退役軍人病院で２０２０年３月から２０２１年１月の間に新型コロ

ナに感染し、30日以上生存した15万3760人のデータを対象に、発症後1年間の後遺症について過去のデータと比較したものです。

それによれば、新型コロナに感染した人は、重症・軽症にかかわらず発症後1年間に20種類に及ぶ心臓や血管の疾患の発症リスクが高くなっていました。不整脈、心筋炎《しんきんえん》、心筋梗塞などの心臓疾患、血栓塞栓症《けっせんそくせんしょう》などの血管疾患、脳梗塞などの脳血管疾患のリスクがアップし、心不全が72％、心臓発作が63％、脳卒中は52％も高くなったといいます。

感染を機に隠れていた動脈硬化や高血圧が顕在化

新型コロナの感染が世界的に広がり始めた当初から、新型コロナは血管に炎症を起こし、血栓ができやすくなるという指摘が多くありました。ウイルスが細胞へ侵入する際に利用するスパイクタンパク質がいくつものサイトカインを放出し、血管や臓器に炎症を引き起こすといわれています。つまり、新型コロナに感染すると、感染症そのものがおさまったとしても、その後に「血管の炎症からの血栓症」がついて回る可能性が高いということです。

そのため、動脈硬化、高血圧、脂質異常症、不整脈といった心臓や血管に関係する基礎疾患がある人は、新型コロナへの感染をきっかけに、普段は隠れている基礎疾患が顕在化し、深刻な心臓血管疾患を発症するリスクが高くなるのです。これは、動脈硬化や高血圧といった生活習慣病の〝素養〟があるものの、症状が表れず気づいていない人も同様といえます。

新型コロナ感染で、血管へダメージが及ぶことがはっきりした

先ほどお話しした研究の舞台になった米国の退役軍人病院は、そうした生活習慣病を抱えている患者さんが多いことで知られています。同病院は兵役を終えた人たちのための医療機関で、医療費はすべて国の負担です。そうした背景もあって、患者層は除隊後に職を失ってホームレスになっている人や、健康状態が良好でない人も少なくありません。

もともと米国の兵士たちは、いつ戦場に行くかわからないという状況下に置かれていることから、食事をはじめ、お酒やたばこなどの嗜好品も厳しく管理されていない傾向がありま す。そのため、生活習慣病を抱えている人がたくさんいて、退役軍人病院の患者さんは動脈硬化疾患やがんなどの病気が多いといわれています。

ですから、新型コロナ感染後に、心臓や血管の疾患の発症リスクが高くなったのも十分にうなずけるデータといえますし、あらためて新型コロナ感染は血管にダメージを与えることがはっきりしたといえるでしょう。

血管にダメージを与える生活習慣は、やはり見直したい

現在、新型コロナウイルス感染症そのものの治療については、有効な薬の登場などによってかなり確立されてきています。しかし、感染によって心臓や血管の深刻な病気を起こしてしまえば、もともも子もありません。まずは、何より感染しないことが重要なので、感染しても軽症だからと甘く考えることなく、しっかりした対策を続けることが大前提です。

そのうえで、万が一、感染してしまった場合に備え、日頃から血管にダメージを与えるような生活習慣の改善を心がけましょう。脂っこいものが中心の食生活、運動不足、喫煙などの習慣を見直して、少しでも血管の疾患リスクを下げておくことが大切です。また、高血圧、糖尿病、脂質異常症、肥満といった生活習慣病がある人は、きちんと治療を継続する。さらに、もし感染してしまったら、自分が抱える生活習慣病への対応や血栓症の予防・対策の実績が高く、循環器疾患の管理をしっかり行える医療機関で診てもらうことも重要になります。

命を守るためにも、あらためて「新型コロナに感染すると心臓や血管の疾患リスクが上がる」と意識しておきましょう。

心臓、肺に持病がある人はマスク着用時の「労作」に注意する。肺に送り出す血液量が不足し、低酸素状態に陥りやすい

心臓疾患だけでなく、ＣＯＰＤ、肺がんの人も要注意

感染症法上の扱いが5類感染症に移行した新型コロナですが、２０２３年の夏は、感染が再び増加傾向に転じていたということです。２０２２年に流行したオミクロン株の場合は、95％近くが無症状だという海外の報告もありますが、いずれにしても何より感染しないことが重要です。

ところで、みなさんは現在も、外出する際のマスク着用は続けられているでしょうか。もはや日常になっているので、すっかり慣れてしまった人も多いでしょう。ただ、ここであらためて、マスク装着と健康、とくに心臓との関係においての注意点をお話しします。低酸素状態になって心臓に大きな負担がかかってしまうリスクがあるのです。

マスクをつけると呼吸がしにくくなって息苦しくなる……多くの人が実感していることで

はないでしょうか。マスクによって吸い込める酸素の量が少なくなるうえ、マスクの内側は吐いた息によって二酸化炭素の量が増えているのです。ただし、いくつかの研究ではマスクをつけていても血液中の酸素濃度は、つけていないときと変わらないと報告されています。ですから、健康な人が日常生活を送るうえではマスクを着用していても問題はありません。

いっぽうで注意が必要なのは、慢性心不全などの心臓疾患で入院歴があったり、間質性肺《かんしつせいはい》炎《えん》や「ＣＯＰＤ（シーオーピーディー＝慢性閉塞性肺疾患《まんせいへいそくせいはいしっかん》）」、肺がんで肺の一部を切除しているなど肺に持病を抱えていたりする人です。そうした条件に当てはまる人は、心臓から肺へ血液を送る肺動脈の血圧が高くなっているケースが多く、マスクをつけたまま運動をしたり、階段の上り下りや歩行といった「労作《ろうさく》」をしたりした際に、低酸素状態になりやすいリスクがあります。先ほどもふれたように、マスク装着によって呼吸がしづらくなるうえ、呼気によりマスクの内側にたまった二酸化炭素を再び吸うことで肺でのガス交換が悪化し、低酸素状態を招くのです。

低酸素状態では、心臓はフル回転を強いられる

低酸素状態になると、心臓に大きな負担がかかります。酸素は生命を維持するために欠か

せないので、心臓は酸素を含んだ血液を体中に行き渡らせようとしてフル回転を強いられるのです。さらに、心臓に過度の負担がかかってポンプ機能が低下すると、１回の拍動で全身に送り出せる血液の量＝心拍出量が減って、全身の血流も減ってしまいます。すると、脳も含めた全身の臓器不全につながります。

近年、患者さんが増えている大動脈弁狭窄症で低酸素が起こると、心臓でも脳でも機能不全が起こり、本人に自覚がないまま、よくわからないうちに息絶えてしまうケースもあり得るのです。またマスク装着時は、マスクの内側の温度が上昇します。それに伴って自身の体温も上がるため、体は放熱しようとして毛細血管を広げます。すると毛細血管内で血液が停滞しやすくなって全身の血液量が減ってしまいます。心臓は少ない血液を全身に行き渡らせようとするので、負担がかかってしまうのです。健康な人であれば大きな問題にはなりませんが、心臓の機能が低下している人にとってはリスクになるといえるでしょう。

対策としては、携帯酸素ボンベ、パルスオキシメーター

心臓や肺にトラブルを抱えている人は、マスク装着時の労作で低酸素が起こった場合に備え、対策を講じておくのも一案です。いちばん手っ取り早いのはスポーツ用品店などで手軽

に購入できる登山用の「携帯酸素ボンベ」を持ち歩く方法です。低酸素状態になって激しい息切れが起こった際は、酸素を30秒ほど吸えば症状が改善し、大きなトラブルを予防できます。また、血液中の酸素が不足していないかどうかを確認できる小型の健康機器「パルスオキシメーター（経皮的動脈血酸素飽和度測定器）」を利用すると、さらに安心です。クリップのように指にはめるだけで動脈血酸素飽和度を測定できます。健常者の正常値は安静時で96〜99％とされ、90％を切ると呼吸不全と判断されます。こちらも、ドラッグストアや家電量販店などで手軽に購入できます。心臓にトラブルがない場合でも、高血糖、高血圧、高コレステロール、肥満、動脈硬化といった生活習慣病の素因がある人は、日常生活でマスクをつけているときに、少しでも体を動かすと息切れが出たり、不整脈が増えたと自覚したら、循環器の検査を受けることをおすすめします。

また、「睡眠時無呼吸症候群《すいみんじむこきゅうしょうこうぐん》（ＳＡＳ＝サス）」の人は、就寝時に自覚がないまま、マスクをつけて運動しているとき以上の低酸素状態になっているといえます。それだけでも心臓には大きな負担がかかっているので、マスクをつけている日中に同じく息切れや不整脈があった場合は、ＳＡＳの検査を受けたほうがいいでしょう。

マスクをしっかりとつけて生活することで、感染症の予防だけでなく生活習慣病に潜む重大な心臓疾患を見つけられる可能性があるのです。

新型コロナ感染は症状がおさまっても血栓ができやすい状態が続く

普段から血管に炎症が起きると、体内では微小な血栓が形成される

ここまで述べてきたように、新型コロナウイルスの感染流行はいったん落ち着いているのは事実ですが、世の中からまったくなくなったということではありません。したがって、感染が引き金となり、重大な身体的危機を招きかねない高齢者にとっては重大な感染症であることに変わりはないのです。

とりわけ注意しておきたいのが、新型コロナ感染が心臓に及ぼす影響です。感染が拡大した当初から、「新型コロナは全身の血管に炎症を起こし、血栓ができやすくなる」ことが指摘されていました。ウイルスが細胞へ侵入する際に利用するスパイクタンパク質がいくつものサイトカインを放出し、血管や臓器に炎症を引き起こすことによって血栓が生成されると考えられています。

普段からわれわれの体内では、血管にちょっとした刺激が加わったり、炎症が起こったりすることによって「フィブリノーゲン」などの血液凝固因子が増え、微細な血栓がつくられています。血液が凝固する作用がなければ、たとえばケガをしたときなどに出血が止まらなくなってしまいますから、血液凝固は生命を維持するために重要な反応なのです。

血栓を溶かす作用もあるが、その働きを崩すのがコロナ感染

いっぽうで、われわれの体には「線溶系《せんようけい》」と呼ばれる血栓を溶かす作用も備わっていて、血栓ができたとしても徐々に溶かされていきます。凝固と溶解のバランスによって正常な血液が維持されているのです。新型コロナ感染は、このバランスを崩して極端な凝固に偏った状態を引き起こすといえるでしょう。

このような血栓ができやすい状態は、新型コロナ感染による発熱やせきなどの症状がおさまったあとも、1か月程度は続くと見られています。つまり、いわゆる後遺症として血栓による合併症が起こるリスクが続くということです。ですから、心筋梗塞などの虚血性心疾患や脳卒中といった動脈硬化性疾患がある人は、新型コロナ感染症の症状がおさまったあとに突然、動脈に血栓が詰まって命にかかわるような危険があるといえます。

また、静脈でも同じようなリスクがあり、脚の静脈に血栓ができる「深部静脈血栓症《しんぶじょうみゃくけっせんしょう》」や、その血栓が血流に乗って心臓まで移動して肺の動脈が詰まってしまう「肺血栓塞栓症《はいけっせんそくせんしょう》」、いわゆるエコノミークラス症候群を起こす可能性もあります。こちらも死に至るケースが少なくない深刻な疾患です。

新型コロナによる肺炎完治後、血栓による心筋梗塞も

実際、私の友人は新型コロナウイルス感染症による肺炎がよくなったあと、血栓症による心筋梗塞で亡くなっています。

同じように、新型コロナウイルス感染症の症状がおさまったあとに血栓症を起こした患者さんを血液浄化療法で救命できたケースもあります。血液を体外に設置した機械に排出し、特殊なフィルターを通過させてサイトカインや血液凝固因子を吸着してから体内に戻す治療です。この血液浄化療法は肺炎治療における「ＥＣＭＯ（エクモ＝体外循環式人工肺治療）」に至る前の特殊治療で、血液濾過《けつえきろか》に使用するフィルター管理に慣れた医療機関でなければ実施できない治療なので、ほかの施設であれば命を失っていた可能性もありました。

こうした血栓症のリスクを考慮して、私が勤務する順天堂医院では、新型コロナに感染し

た患者さんは、症状がおさまり療養期間が終わっていても、それから1か月くらいはよほど緊急性がない限り大きな手術は行っていません。大きな手術自体が血液の凝固活性を高進する方向に生体反応を傾かせるのです。

それに加え、体力が落ちている術後に、心筋梗塞、脳梗塞、肺塞栓などの合併症を起こしたら、本当に命取りになる危険があるためです。

コロナ感染が軽度でも、1か月くらいは血栓の合併症を注意する

先にお話ししたように血栓ができやすい状態は新型コロナウイルス感染症が治癒してからもおよそ1か月程度続きます。通常であれば、血栓を溶かす作用によって徐々に正常な状態に戻っていきますが、基礎疾患を抱えている人はそれまでの期間に血栓症による合併症への注意が必要です。とりわけ、動脈硬化、高血圧、脂質異常症、不整脈といった心臓や血管に関係する基礎疾患がある人は、血栓症による合併症を起こすリスクが高くなります。

これといった基礎疾患がなく、健康な人はそこまで神経質になる必要はありませんが、動脈硬化や高血圧といった生活習慣病の〝素養〟があるものの、症状が表に出ていないため自分では気づいていない人もいます。ですから、新型コロナに感染したら、たとえ軽症でも症

状がおさまってから1か月くらいは心臓の異変を見逃さないように意識したほうがいいでしょう。症状が改善しても、体の総合的な抵抗力や治癒力はもとに戻っていないと認識し、異変があればすぐに医療機関を受診してください。とりわけ持続する胸痛がある場合は、まれなケースですがウイルス感染による心筋炎を発症している可能性もあります。

新型コロナの感染流行初期に、「SARS（サーズ＝重症急性呼吸器症候群）」に似た重症肺炎を起こす状況は報道されてきましたが、現在のような軽症感染後に見られる後遺症としての重症疾患発生については詳細な統計が得られにくく、まだ明らかになっていません。いつ誰が感染してもおかしくない状況だからこそ、新型コロナ感染が血栓症の後遺症リスクを高めることをあらためて知っておきましょう。

第５章

60代、70代と心臓病。その予兆と対策

超高齢化でますます増える心臓病。
いかにわが身を守るか―

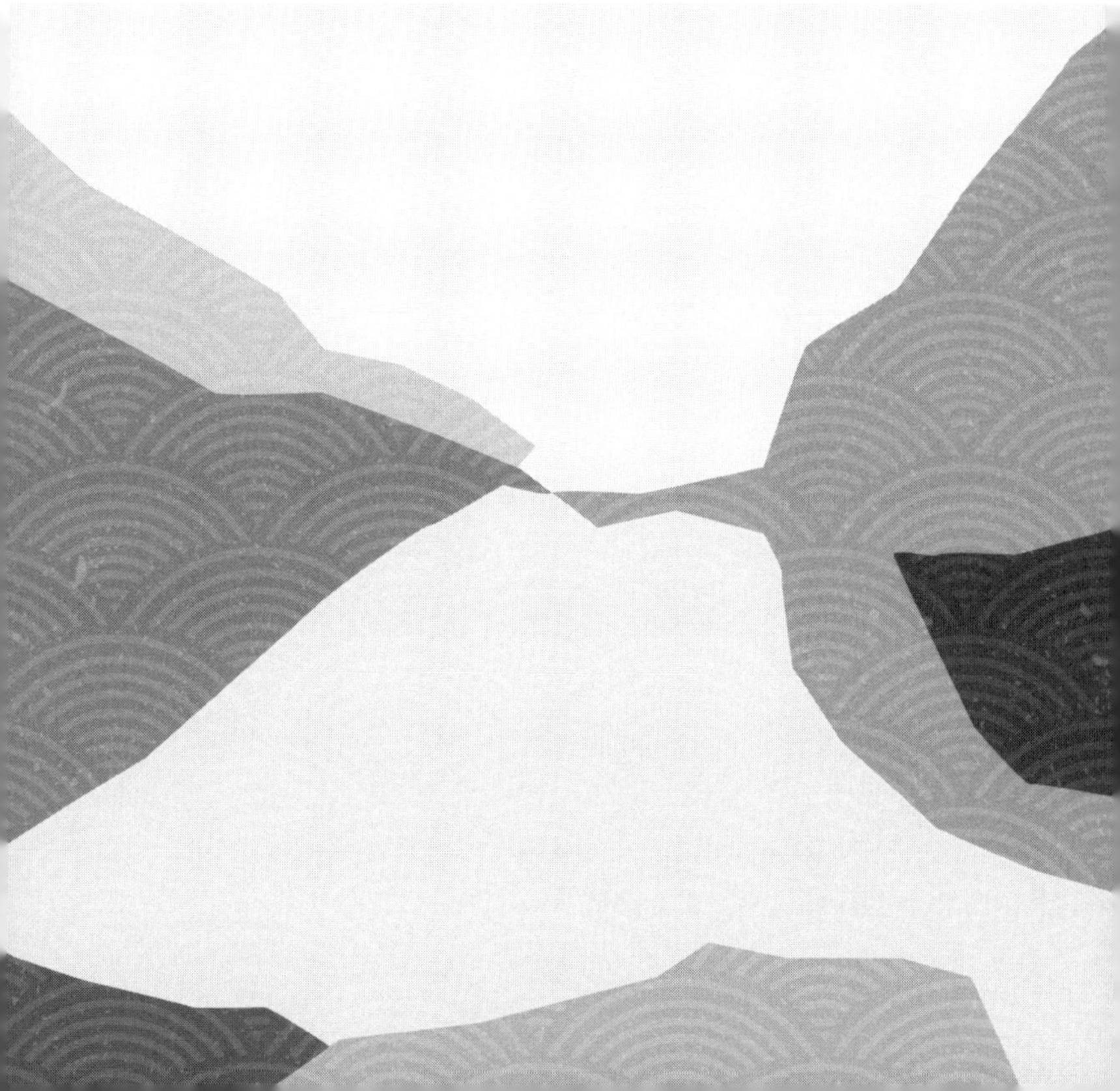

脈拍が速いと早死にするという説は本当か？「頻脈」と心臓病の関係性

心拍数は心臓が拍動する回数、脈拍は血管が拍動する回数

「脈拍＝心拍数が速い人は早死にする――」

こんな〝説〟を耳にしたことがあるのではないでしょうか。厳密には、心拍数は心臓が一定時間内（1分間）に拍動する回数、脈拍は体内の各血管が一定時間内（1分間）に拍動する回数を指しますが、同じ意味として考えます。

哺乳類は、一生の間で心臓が拍動する回数が決まっているといわれていて、東京工業大学名誉教授で生物学者の本川達雄さんは、著書の中で、《哺乳類ではどの動物でも、一生の間に心臓は20億回打つ》と紹介しています。その伝で言うと、「脈拍が速い人はそれだけ早く亡くなり、遅い人は逆に長生きする」ということになります。

たしかに、1分間の心拍数が450～550回と多いハツカネズミは寿命が1年半～2年

と短命です。同じく、ウサギは１５０〜２８０回で３〜４年と聞きます。さらに、１分間の脈拍と寿命の関係を調べてみました。

●ネコ　１分間の脈拍１２０〜１８０回、寿命10〜15年。
●イヌ　１分間の脈拍60〜１８０回、寿命13年前後。

となっています。いっぽう、心拍数が30回程度と少ないゾウの寿命は70〜80年と長生きすることが知られています。

脈拍の速い人は、心臓の中に血液が流れ込む時間が短い

われわれヒトの心拍数は安静時で１分間に60〜70回ほど、世界全体の平均寿命は「73・３歳」とも伝えられます。先ほどの「１分間で70回、生涯で20億回」を当てはめて計算すると寿命の平均は54・３年になってずれがありますが、この数字は終戦直後の日本人の平均寿命と同じくらいといわれています。心拍数と寿命の関係について科学的にたしかな根拠がある研究結果は存在しないのですが、こうした情報がベースになって、「脈拍が速い人は早死にする」という話が広まっていったのでしょう。

とはいえ、臨床的にも「脈拍が速い＝頻脈」の人は、健康な人と比べて生存率が低くなる

傾向があります。1分間の脈拍が100回以上になると頻脈と呼ばれ、心房細動を発症するリスクがアップします。心房細動は心臓が細かく不規則に収縮を繰り返す不整脈の一種で、頻脈の程度が強いと一時的な心臓機能低下から血栓ができやすくなり、心原性脳梗塞を起こす危険が高くなるのです。また、脈拍が速いということは、心臓の中に血液が流れ込む拡張期が短いということです。脈拍が速い人は健康な人に比べて、血流が不足した状態で心臓を動かしているわけです。それだけ早く心臓が疲弊してしまう可能性があるといえます。

頻脈を招く疾患は「貧血」と「甲状腺疾患」

では、脈拍が速い人はどのような対策が必要になるのでしょうか。

まず、脈拍を速くする基礎疾患がある人は、基礎疾患の治療を受けてください。頻脈を招く疾患でポピュラーなものは「貧血」と「甲状腺疾患《こうじょうせんしっかん》」です。この2つの疾患に対してきちんと治療を行えば、頻脈も改善していきます。また、睡眠時無呼吸症候群などの睡眠障害がある、女性であれば生理が重いなど、そうした要因が重なると頻脈を招きます。改善に取り組みましょう。

脈拍数を単純に減らすだけならば、「β遮断薬」という薬を飲めば解決します。高血圧、頻脈性の不整脈、虚血性心疾患、心不全などに対して使われる薬です。私自身も、50代の半ばくらいから甲状腺の病気がきっかけで、脈拍が75〜80回程度とやや頻脈傾向が表れたため服用しています。

脈拍が速いうえ、心臓疾患のリスクが高い人、たとえば親が心臓疾患の既往歴があるとか、血圧が高い、コレステロール値が高い、糖尿病があるといった場合、心房細動患者の脳梗塞発症リスクを評価する指標「ＣＨＡＤＳ２（チャッズツー）スコア」でのリスクも高くなります。ですから、それらに該当する人は治療の対象となります。

心臓が小さい場合もあり、基礎疾患がなければ心配不要

一方、健康な人と比べて脈拍が速い（心拍数が多い）場合でも、基礎疾患がなく、心臓疾患のリスクも低い人は、それほど心配する必要はありません。私の経験上、そうした人は体格に比べて心臓が小さいケースが多い印象です。

通常、心臓は日常での運動や興奮などによって負荷がかかると血圧が上昇し、慢性的な抵抗性が生じて徐々に大きくなっていきます。しかし、日常の運動量が少なかったり、あまり物事に動じることなく興奮しなかったりするタイプの人は、心臓にそれほど負荷がかからず

に大きくならないまま成長し、小さな心臓で全身に血液を送り出すために脈拍が速くなるケースがあるのです。

ただ、そうした人は血圧がそれほど高くないうえ、動脈硬化の体質もない場合が多いので、脈拍が速くてもとくに気にしなくてもいいでしょう。もともと心臓に対する負荷が少ない状態で成長してきたわけですから、ある意味で心臓疾患にかかりにくいタイプだと考えることもできます。

いずれにせよ、普段から自分の脈拍＝心拍数をきちんと把握しておくことは大切です。加齢や体力の低下が通常以上なのか、なんらかの心臓疾患が潜んでいるかなどを早めに知る手がかりとなるからです。

動悸、息切れが生じる心房細動。血流が悪くなり、血栓リスクも、認知症リスクも高くなる

不整脈で動悸や息切れの症状が表れる病気が心房細動

高齢化がますます進んでいる日本では、「心房細動」の患者さんが増えています。心臓が細かく不規則に収縮を繰り返すことで動悸や息切れの症状が表れる病気です。血流が悪くなるため血栓ができやすくなり、心原性脳梗塞や心不全につながって死を招くリスクもあります。心房細動は認知症になりやすくなることもわかっています。心臓の病気である心房細動と、脳の病気である認知症は無関係に思えますが、じつは深いかかわりがあるのです。

心房細動がある人は、ない人に比べて認知症になるリスクが１・４倍高くなり、アルツハイマー型認知症や脳血管性認知症などすべての認知症のリスク因子であるという報告があります。また反対に、心房細動に対して積極的な治療を行うと、認知症の発症リスクが低減するという研究も数多くあります。心房細動の治療は大きく２つあり、まずは心房細動や脈拍

数を抑える抗不整脈薬や、脳梗塞を予防するために血栓をできにくくする抗凝固薬による薬物療法を行うのが一般的です。投薬であまり効果が見られない場合は、カテーテルアブレーション（カテーテル焼灼術）という治療が検討されます。太ももやひじからカテーテルを挿入し、不整脈の原因となっている部分に高周波の電気を流して焼く方法です。

２０２０年10月に発表された韓国の研究では、新規に心房細動だと診断された患者さん83万４７３５人のうち、カテーテルアブレーションを受けた患者さんは９１１９人中１６４人、薬物療法を受けた患者さんは1万７９７８人中３０８人が認知症を発症していました。カテーテルアブレーションを行ったグループは、薬物療法を行ったグループに比べて、認知症の発症リスクが27％低いという結果でした。

もっとも、欧米のいくつかの研究では、抗凝固薬による治療で認知症の発症リスクが低下することが示されています。いずれにせよ、心房細動がある人は、なんらかの介入治療をすることで認知症の発症リスクを低減できる可能性があるといえるでしょう。

心房細動の治療や服薬によって認知症発症が減っている

なぜ、心房細動の治療が認知症を減らすのかについて詳しいことはわかっていませんが、要因はいくつか考えられます。まず、治療によって血栓の産生が抑制され、脳梗塞を防ぐことが影響していると思われます。脳の太い血管が詰まる脳梗塞だけでなく、脳の微小血管が詰まる無症状の「ラクナ脳梗塞」を防ぐことで、神経細胞の障害や脳血流の低下を抑制し、脳血管性認知症の発症を減らすのです。

また、患者さんに「薬をきちんと服用する」という習慣が定着することも関係しているかもしれません。抗凝固薬や抗不整脈薬は高価なタイプもあるうえ、抗凝固薬では出血しやすくなったり、抗不整脈薬では別の不整脈を引き起こしたりする催不整脈作用といった副作用があるため、患者さんは「適切に薬を飲む」という意識が強くなります。するとほかの薬に対してもそうした意識が働くため、併用しているケースが多い降圧薬やスタチンなどのコレステロール降下薬もきちんと飲むようになります。まだ、たしかなエビデンス（科学的根拠）は確立していませんが、降圧薬やコレステロール降下薬も動脈硬化性の認知症の発症リスクを下げる可能性が指摘されています。そういった薬をしっかり適切に服用する習慣が認知症を防ぐことにつながるといえるでしょう。

脳の血管障害が原因で起こる脳血管性認知症も、脳に「アミロイドβ」という物質が蓄積して起こるといわれるアルツハイマー型認知症も、発症には高血圧、高血糖、高コレステロール、喫煙といった生活習慣が大きくかかわっています。そして、そうした生活習慣は心房細動のリスク因子でもあります。心房細動がある人は適切なタイミングできちんと治療を始める。心房細動がない人も生活習慣を改善する。これが、認知症の予防につながります。

長年連れ添った配偶者との「別れ」のストレスは最大級。「孤独」が心臓病のリスクをアップさせる

社会とのつながりが欠ける孤独。認知症や「早死にリスク」も上昇

「孤独は心臓病の発症リスクを大きく上昇させる」――。

以前から複数の研究で明らかになっている結果が、２０２３年6月、米国であらためて報告されました。米国の保健福祉省が公表した報告書「私たちの流行病：孤独の蔓延《まんえん》と孤立」によると、孤独＝社会とのつながりの欠如は、心臓病のリスクを29％高めるといいます。ほかにも脳卒中のリスクが32％、高齢者の認知症のリスクは50％高まり、「早死にする可能性」も60％も高くなると記されています。

なぜ、孤独は心臓病の発症リスクをアップさせるのか、はっきりした理由はわかっていませんが、「ストレス」が大きく関係していると考えられています。われわれが孤独を感じているとき、脳には大きなストレス＝精神的苦痛がかかることがわかっています。ストレスを

受けると交感神経が優位になり、神経伝達物質のアドレナリンや、ストレスホルモンの「コルチゾール」が大量に分泌されます。アドレナリンは心拍数を増加させたり、血流を増やして血管を収縮させたりする作用があり、血圧が上昇します。

コルチゾールも血管を収縮させるうえに血中ナトリウムを増加させるので血圧が上がります。また、コルチゾール濃度が上がると血糖値やコレステロールの数値が高くなります。ストレスは、高血圧、高血糖、高コレステロールという心臓病の代表的なリスク因子をそろえる原因になり、心臓にとっては大敵となるのです。

「配偶者の死」のストレス強度は100で最大値

また、孤独を感じることが多いひとり暮らしの人は、食生活が乱れて栄養が偏ったり、運動不足になったりしがちです。さらに、なかなか寝つけない、熟睡できないといった睡眠トラブルも起こしやすくなります。睡眠が不足すると交感神経が優位になるので、さらなる悪循環を招きます。

どんな場面で孤独感、ストレスを感じるかは人それぞれですが、一般的な目安となる指標があります。ストレスの種類と大きさを数値化して分類した米国の「ホームズ・ラーエのストレス指標」が有名で、それによると、「配偶者の死」がストレス強度１００で最大とされています。続いて離婚や別居などが上位になっていることから、近しい人たちとの別れは強い孤独を感じ、大きなストレスを受けるといえるでしょう。

また、高齢になるほど孤独が心身に悪影響を与えることもわかっています。国際精神神経内分泌学会の公式ジャーナルに掲載された報告によると、若年層では孤独が解消されれば先ほどふれたコルチゾール濃度も低下するのですが、年齢が上がるにつれてなかなか低下せず、前日の孤独感が翌朝のコルチゾール濃度に影響するといいます。年をとると、孤独の影響を長く引きずり、慢性化しやすくなるのです。

たとえば、長年勤めた会社を退職したあと、妻に先立たれ、社会的なつながりも希薄になって孤独を感じているような高齢男性では、心臓病をはじめとした健康リスクを抱えていると自覚して、とくに対策を講じることをおすすめします。

「誰かしらとつながっている」ことが精神的な支えとなる

そのひとつが趣味を持つことです。何らかの趣味を持っている人は、趣味がない人に比べて心血管疾患の発症が少ないという日本の研究があります。それによると、ゴルフ、ジョギング、釣りなどの体を動かすような趣味だけでなく、読書、映画観賞、コンサート、ゲームといったインドアの趣味でも差はなく、発症が少ないと分析されています。趣味を介して周囲と接点を持つことで孤独を感じなくなったり、ストレスが解消されたりして心臓を守るのです。

また、友人や親戚とのつながりを維持することも大切です。孤独の健康リスクが注目されている米国では、65歳以上のひとり暮らしの高齢者を対象にしたこんな調査が報告されています。何かあれば助けてくれる親戚や友達がいない高齢者は、自立した生活が困難になって老人介護施設に入るリスクが高く、重い病気にかかった場合はさらにリスクが高かったといいます。さらには、もし視力障害があれば、その原因究明と必要な治療、聴力の低下を感じたら補聴器の利用など、周囲とのコミュニケーションに支障を感じない感覚機能の維持も重要です。「誰かしらとつながっている」という精神的な支えは、想像以上に安心感をもたらし、心臓を含めた健康維持に大きく関係していると考えられます。

女性の発症率は男性の6倍超。強いストレスで発症する「たこつぼ心筋症」にご用心

急激な感情の変化による過度なストレスで起こる病気

現代社会は「ストレス社会」という側面を持ってもいます。仕事や人間関係だけでなく、新型コロナの感染流行時の行動制限など、誰もが強いストレスにさらされたことは言うまでもありません。そうした状況下で注意しなければならない病気があります。「たこつぼ心筋症」と呼ばれる心臓疾患です。

たこつぼ心筋症は、急激な感情の変化による過度なストレスなどが誘因となって起こるといわれます。心臓でもっとも重要なポンプ機能を担う「左心室の先端3分の2程度」が無収縮、または一部異常な収縮を来し、突然の胸痛や呼吸困難が表れます。心臓の根元だけが収縮して、先端部が膨らむ形が〝たこつぼ〟に似ているため、そう呼ばれています。

症状としては、左心室の無収縮のほか、異常な収縮（本来とは逆の収縮を示すこともある）

により、心臓の先端部分の血流がよどんで血液が固まり、心筋梗塞や脳梗塞につながる危険もあります。

心筋梗塞に似た症状が急に発症

激しい胸痛など心筋梗塞に似た症状を急激に発症するため、心筋梗塞の疑いで救急搬送されるケースが多く、そのうちのおよそ2%が、たこつぼ心筋症だというデータもあります。また、女性に多く見られることもわかっていて、女性の発症率は男性の6・3倍ともいわれています。

なぜ、強いストレスがきっかけで心臓の先端だけが動かなくなるのか、はっきりしたことはわかっていません。ただ、災害に見舞われた被災地で中高年女性を中心に発症したケースが多く報告されています。心臓の収縮も自律神経の支配を受けているので、個体によっては血管に対する自律神経支配が過度になると、心臓にまで及んで異常収縮に至るのかもしれません。

コロナ禍が長く続いた状況もあり、外出自粛や運動不足、日々の不安や恐怖といった強いストレスを受ける生活を続けてきたことは、これまでとはまったく違った「異常な環境下」

で暮らしてきたわけです。まさに、たこつぼ心筋症が増加する条件が整っていたといえるでしょう。

実際に米国では、新型コロナウイルス感染症の流行下でストレス性心筋症＝たこつぼ心筋症の発症率が増加したというコホート研究（統計上、同一の性質を持つ集団への調査研究）の結果が報告されています。流行前は１・５〜１・８％だった発症率が、流行期では７・８％に増えていたといいます。

また、流行前のたこつぼ心筋症の患者さんは、入院期間の中央値が４〜５日だったのに対し、流行期は８日と長くなっています。死亡率と再入院率は有意な差がありませんでしたが、コロナ禍では、たこつぼ心筋症の患者さんが増えるのはたしかなようです。

２〜３週間の安静で、多くは自然に回復するが……

たこつぼ心筋症には、疾患そのものに対する特定の治療法はありません。２〜３週間ほど安静にしているだけで、ほとんどが自然に回復します。ただ、心臓のポンプ機能が低下するため、経過観察中に心不全や致死性の不整脈を合併するケースもありますから、安心はできません。

それらの症状が出た場合は、対症療法として心不全や不整脈に対する薬物療法が行われます。そのうち6~7割の患者さんが通常の状態に戻り、3~4割は若干の後遺症が残るといわれます。手術などの外科的な治療はほとんど実施されませんが、まれに、たこつぼ心筋症の合併症として心破裂が起こった場合などは、もちろん外科的な治療が必要です。

また、厳密にいえば、たこつぼ心筋症ではないのですが、それに近い〝たこつぼライク〟という状態の患者さんも見られます。たこつぼ心筋症は心電図検査では強い変化が見られますが、カテーテル検査をしてみると冠動脈は詰まっておらず、狭くなっている部分が見当たりません。いっぽう、たこつぼライクでは、心臓の左心室が瘤になって高度な心不全を来すケースがあり、血行再建の治療が必要になる場合もあります。

これまでとはまったく違ってしまったコロナ禍の生活では、ストレスだけでなく、今まではきちんとコントロールできていた血圧などの生活習慣病の管理がおろそかになっているケースが少なくありません。まだ表面化していなかった心臓や血管のトラブルが、長引くコロナ禍によって急に表に出てくる人もいます。

いずれにせよ、これまで感じたことがないような胸の痛み、胸への強い圧迫感、それに続く息切れや呼吸困難といった症状を自覚したら、早い段階で医療機関に相談することをおすすめします。

介護療養型施設から心臓発作で救急搬送される患者さんが増加中。高齢者の心臓手術について考える

入居者へのこまかなケアや検査で緊急事態が捕捉しやすくなった

近年、認知症で介護療養型医療施設に入居されている高齢の患者さんが救急搬送されるケースが増えています。施設で心臓の発作を起こすなどして、順天堂医院のような急性期病院に運ばれてくるのです。

療養型施設の診療体制が変わってきていることが大きな理由です。かつて療養型施設の多くは、入居者の管理のための診察というと、呼吸、脈拍、血圧、体温、意識レベルなどを把握する簡単なバイタルチェックを行う程度でした。しかし、最近は入居者の健康状態で気になるところがあると、ＣＴやＭＲＩ、場合によっては内視鏡といった検査を実施する急性期病院と提携関係にある療養型施設が増えてきています。こうした背景には、病院の経営の安定化とともに、入居者への安心感の提供が求められているからです。

高齢者はなんらかの慢性疾患を抱えている人がほとんどですから、こまかな検査を行えば多くは病気が見つかります。見つかった病気に対しては、家族と連絡をとりながら療養型施設が前述のような提携医療機関に送って治療をしたり、経過観察が行われたりします。そうした状況で、入居者に心筋梗塞の発作が起こったり、大動脈瘤でお腹が張って破裂したりといった緊急事態を招くと、救急要請があって急性期病院に搬送されてくるのです。

心臓の状態を見れば手術適応だろうが……

救急搬送された時点で、患者さんのご家族に「手術をするか、しないか」についてあらためて意思を確認します。けれども、そうした患者さんには認知症がある人も多く、緊急手術の対象になるケースは少なく、そのまま天寿をまっとうする形がほとんどです。

しかし、救急搬送を受け入れた急性期病院側が、仮に「手術しないと、命に危険が及びます」といったように、手術を促すような方向に誘導すれば、「先生方におまかせします」といった返事につながることも少なくありません。そんな場合、多くは緊急手術が行われることになります。心臓の病状だけを見れば明らかに手術適応でしょう。しかし、患者さんの年齢や全身状態、認知症の程度を考えると、手術をして命を救えたとしても、認知機能が失われたまま、手術による身体的な苦痛が残ってしまう可能性が高い場合もあるでしょう。

つまり、その後の人生を考慮すると、患者さんにとって手術がベストな選択とはいえません。身体的に傷がついた寝たきり状態の高齢者を増やすことになってしまうのです。そうした患者さんには、医療機関においても大きなマンパワーが投入されるケースが多く、結果として医療費も高額となり医療財源の面でも大きな負担がかかります。

日常を取り戻す治療をするのか、痛みを和らげるのか……

順天堂医院でもそうしたケースが2例ほど続きました。患者さんを受け入れた時点で、個人の意見ではなく、手術を執刀する医師、患者さんの管理をするスタッフ、術後のケアを担当するスタッフといったチームのメンバーで話し合ったうえでご家族に丁寧に説明し、とくに手術をしなかった場合のよいところ、悪いところを受け入れていただいて結論を出してもらいます。結果的にご家族は手術を選択されませんでした。

高齢化がますます進む日本では、今後はさらにこのようなケースが増えるでしょう。だからこそ、療養型施設に入居されている認知症の高齢者が命にかかわる心臓トラブルを起こしたときにどう対応するかについて、きちんと〝交通整理〟する時期にきていると思うのです。

まず、療養型施設に入居されている患者さん自身は、病気が急変したときに積極的な治療を希望するのか、しないのか。仮に認知機能を失っていても、医療倫理的に日常生活を取り戻せる場合であれば、治療を希望するのか。もしくは、終末期の病気として受け入れて、痛みなどのつらい症状を和らげる治療に徹する「BSC（ビーエスシー＝ベスト・サポーティブ・ケア）」を選択するのか。こうした治療対応の手順を、急性期病院の医師と療養型施設の医療従事者がきちんと整理し、事前に患者さんとご家族の希望をしっかり確認しあっておく必要があります。

BSCというと、末期がんの患者さんに対する緩和ケアというイメージが強いのですが、近年は循環器の分野でも導入され始めています。患者さんの苦痛やつらさ、身体的な制限をなるべく減らす治療を行い、人生の時間を刻んでもらうという考え方から、BSCを積極的に行っている開業医やハートクリニックがあり、急性期病院である順天堂医院ではそうした施設と提携して対応しています。とはいえ、循環器のBSCを行っている施設はまだまだ多くないのが現状です。さらに進む高齢社会に備えて施設を整備し、急性期病院の医師と療養型施設の医療従事者がお互いに対応をよりはっきりさせ、患者さんとご家族にとってよりよい人生をまっとうできるような選択肢を増やすべきだと考えます。

手術の進歩は患者さんの負担を小さくする「低侵襲化」にある

体への負担が少ないカテーテルによる血管内治療

医療の進歩に伴って心臓疾患の治療もどんどん進化しています。その代表的なものに、循環器内科が行う「TAVI（タビ＝経カテーテル大動脈弁留置術）」という血管内治療があります。

大動脈弁狭窄症の患者さんに対し、カテーテルを使って人工弁に交換するので胸を切開しなくて済むうえ、人工心肺を使って心臓を止める必要もありません。体への負担が少ないため、高齢者などのリスクが高い患者さんも治療を受けられるようになりました。

TAVIの登場によって、心臓血管外科医が実施する手術も少しずつ変わってきています。大動脈弁狭窄症で弁を交換する弁置換術を行う場合、生体弁を選択するケースが増えているのです。これまで、生体弁は40代前後の働き盛りの年代では12～15年が経過すると劣化が避けられないことから、将来的に再手術が必要でした。そのため、寿命の長い機械弁を選択する患者さんも少なくありませんでした。しかし、TAVIの登場で、生体弁が劣化しても再び開胸することなく新しい生体弁に交換することができるようになり、生体弁をすすめるケースが増えました。

開胸手術も負担軽減のための低侵襲化が進む

従来からの開胸手術を行う際でも、低侵襲化は進んでいます。たとえば、人工心肺装置は使わずに、心臓を動かしたまま手術を行う「オフポンプ術」の導入もそのひとつ。心臓を止めている時間が短ければ短いほど、患者さんの負担は小さくなるからです。

また、それまで大きく切開して行っていた手術をより小さく切開する「MICS（ミックス＝低侵襲心臓手術）」や、患者さんの体温を下げて血液循環を止めて行っていた手術を、体温をできるだけ下げずに実施することも負担を軽減します。こうした低侵襲化を進めるには、医療者側にさまざまな工夫が必要で、技術的にもハードルが高くなります。しかし、だからといって治療そのものの質が落ちてしまっては本末転倒です。いかに質を落とさずに患者さんの負担を減らしていくかが重要になります。

たとえば、詰まったり狭くなったりして血流が悪くなった血管に迂回路《うかいろ》をつくる冠動脈バイパス手術では、バイパスとして使う血管を内胸動脈《ないきょうどうみゃく》にすれば、術後30〜40年たっても心筋梗塞などのトラブルを起こさずに天寿をまっとうできるケースがほとんどです。これはすでに完成された医療といえるでしょう。そんな完成された手術をさらに進歩させた形として、切開する部分をより小さくし、手術時間をできる限り短くするなどして提供しているのです。

患者さんにとって低侵襲な治療は回復を早め、生活の質を損なわずに済むメリットがあります。しかし同時に、従来の治療に比べて質が落ちていないか、経過が悪い医療を強制されていないかどうかをしっかり監視する必要があります。かつて胃がんの手術では、胃をすべて摘出する方法が王道でした。これなら、医療者側は「がんはすべて取り除きました。がんができる胃はないので再発もありません」と断言できてしまいます。しかし、近年は必要以上に胃は切り取らず、機能を残したほうが術後の生活の質が高くなることがわかっています。再発のリスクはありますが、５年後、10年後を見てみると、胃を全摘出した人のほうががん再発以外の要因で早く亡くなっているというエビデンス（科学的根拠）が示されたのです。患者さんの負担をより小さくしつつ治療の質をアップする。なおかつエビデンスで証明される。それが「手術の進歩」なのです。

体の負担が少ない「低侵襲治療」を希望するならば、メリットの裏側にある「リスク」も知っておく

低侵襲化は、開胸手術のリスクが高い高齢者の治療も可能にしている

近年の心臓手術は、より患者さんの負担が少ない「低侵襲化」の方向に進んでいます。前項でご紹介したように、血管に挿入するカテーテルを使って傷んだ心臓弁を交換する「TAVI（タビ＝経カテーテル大動脈弁留置術）」をはじめ、従来のように大きく開胸して行う手術に代わり、内視鏡を使いながら小さい切開で処置を行う「MICS（ミックス＝低侵襲心臓手術）」といった低侵襲治療がどんどん広まっています。

負担が少ないことから、体に不具合を引き起こす合併症のリスクが減り、順調であれば短期間での退院が可能になります。そんなメリットが最大の魅力であり、開胸手術はリスクが高くて実施できない高齢者の治療も可能になってきたのはたしかです。

したがって、「体への負担が少なく、入院期間が短い」という理由だけで希望する患者さ

んも確実に増えています。だからこそ、そうした低侵襲治療の裏にあるリスクについても、患者さんは知っておくべきです。

もちろん、患者さんの命を守り、安全に手術を行ううえでもっとも重要なのは、「エビデンス（科学的根拠）にのっとった治療」です。エビデンスとは、該当する患者さんの病気に対して、その治療法が効果的なのか、安全なのかどうかの科学的根拠、臨床的な裏づけのことで、さまざまな大規模研究によって客観的に証明されたデータを基に構築されます。

エビデンスのレベルは、対象者を無作為に2つのグループに分けて、いっぽうは「評価しようとしている新しい治療法」、いっぽうは「それとは異なる治療法」を実施し、結果を比較して評価する「ランダム化比較試験」がもっとも高く、さらに複数のランダム化比較試験の結果を統合して分析するメタアナリシスによって得られるデータは、より信頼性が高くなります。各学会で作成しているガイドラインで推奨している標準治療は、そうしたエビデンスを基に決められています。

エビデンスのある治療法とはいいえ、じつは症例数が少ない

低侵襲治療も、もちろんエビデンスに基づいた治療法です。しかし、その多くは「非劣性

試験」によって構築されたエビデンスになります。これはランダム化比較試験のような大規模なものではなく、少ない症例数で新しい治療と標準治療とを比較する臨床研究を行い、「新しい治療法の効果は許容範囲内で、従来の治療法に劣るかもしれないが、ほかのメリットがある」といったことを確認する試験です。

たとえばMICSでいえば、治療の内容が従来の開胸手術と同じならば、長期的な成績は劣らないし、短期的には回復期間が早いというメリットがある、といった感じになります。短期的なメリットがクローズアップされれば、希望する患者さんも増えるのは当然です。

しかし、MICSなどの低侵襲治療のエビデンスは、「すでにエビデンスが確立している従来の治療の成果と同じ内容が提供できたら……」という前提つきなので、両者を安易に同じものととらえるのは間違いです。効果と安全性に対する信頼性は、長い期間をかけて築かれた従来の治療法のほうが高いといえるでしょう。

低侵襲治療の多くは狭い視野の範囲で実施される

また、低侵襲治療の進め方についての判断は術者に委ねられています。ですから、技術が不足していたり、経験の浅い医師が低侵襲治療を行ったりした場合、従来の治療法よりも不十分な内容になり、患者さんにとって不利益が大きくなるリスクもあります。

低侵襲治療の多くは狭い視野の範囲で実施されるため、ちょっとした問題が起こったときでもリカバリーしづらく、従来の治療と比べて大きなトラブルにつながる危険性が高いのです。以前、国立国際医療研究センター病院で起こったＭＩＣＳによる死亡事故は、まさにこのパターンだったといえます。こうした不利益を回避し、患者さんが自分の身を守るためには、低侵襲治療は負担が少ないという短期的なメリットだけを見るのではなく、その裏にあるリスクをしっかり理解しておく必要があるのです。

そのうえで低侵襲治療を希望する場合、治療を受ける医療機関や担当医をどれだけ信頼できるかという観点から選択することが大切です。緊急性があるケースは別ですが、比較的余裕があるときは、治療の説明を聞いて少しでも不安な点や引っかかるところがあれば、それがクリアになるまでは、控えたほうがいいといえるでしょう。

私が患者さんにおすすめしているのは、病院のホームページに掲載されている実際の手術動画を確認することはもちろん、手術に要した時間や完遂率などもチェックすることです。そのうえで、病棟全体の雰囲気を確認したり、実際にそこで治療を受けている患者さんの具体的な声を聞いてみたりすることです。それらを見聞きして自分が納得できれば、安心して治療を受けることができるでしょう。

先進医療と「ヒト・モノ・カネ」。健康保険適用ながら、医療費が600万円を超えるカテーテル治療もある

高額療養費制度を使えば「患者負担14万円」ながら……

医療の進歩によって、心臓疾患の治療もどんどん進歩していることは、ここまでお伝えしてきたとおりです。たとえば、循環器内科が実施する「TAVI（タビ＝経カテーテル大動脈弁留置術）」という血管内治療がその代表といえるでしょう。近年、高齢者で急増する大動脈弁狭窄症の患者さんに対し、カテーテルを使って人工弁を留置する治療法で、2013年10月に保険適用となりました。

大動脈弁狭窄症は、息切れや胸の差し込みを加齢による変化だと思い込み、放置していると突然死することもある怖い病気です。TAVIは胸を切開しなくて済むうえ、悪くなった弁を交換する弁置換術のように人工心肺を使って心臓を止める必要もありません。体への負担が少ないため、高齢者ら手術リスクが高い患者さんにとっては、まさに福音といえる治療

法です。

ただし、ＴＡＶＩには多くのコストがかかります。治療費は70歳未満で健康保険を使った場合（３割負担）は約１８０万円、高額療養費制度を利用すれば約14万円（年齢や所得によって変わる）ですが、実際にかかる医療費は１人当たり６００万円以上ときわめて高額です。患者さんにとっては、従来の手術に比べて負担が少ないスマートな治療法ですが、医療費の観点から見ると保険財政には負担が大きな治療法といえるでしょう。

先進医療には多大な医療資源が必要

ＴＡＶＩのような先進的な医療が実現するまでには、「ヒト・モノ・カネ」がそろって大きく動いています。まずは先進的な技術の開発が必要で、そのためには莫大な開発費がかかります。また、そうした先進的な医療を行うためには、特別な医療機器をそろえなければなりません。さらに、実際の現場で安全性や効果を検証する臨床試験が必要で、この費用も相当かかります。そのうえ従来とは異なる技術を要する新しい特殊な治療法なので、それをきちんと実行できる医師を育てるための訓練が必要です。しかも、そうした先進的な治療法をいったん行えるようになったとしても、それを改良したものが登場すると、また同じように

「ヒト・モノ・カネ」が少しずつ必要になります。

先進的な医療のほとんどは、従来の大掛かりな治療法に比べて、低侵襲でスマートに進化したものといえます。スマートになって患者さんの負担が少なくなった分、病気が再発したときに再治療ができる可能性が高くなります。ただ、再治療ということは、一度目と同じか、それ以上の医療費がかかりますし、治療のハードルが高くなるため実施する側にはエキスパートな対応が求められます。より確実性が高い先進的な医療技術、医療設備、医療器具などが必要で、そうした経費もゼロというわけではありません。つまり、先進的な医療は「ヒト・モノ・カネ」の資源が余計にかかる医療ともいえるのです。

必要経費が5倍もかかる手術室も出現

「ハイブリッド手術室」もその一例です。「外科治療＝手術」と、「内科治療＝カテーテル」を使った血管内治療を同時に行うことができる設備で、胸部大動脈瘤と腹部大動脈瘤に対する「ステントグラフト内挿術」やＴＡＶＩといった治療に活用されていて、先進的な心臓治療を行うためには欠かせないものになっています。そんなハイブリッド手術室の設置費用は十数億円かかります。従来の手術室の設置費用は3億円程度でしたから、必要経費が5倍以上に膨れ上がっているのです。

今はそうした先進的な医療の背景について、行政が国民に広く伝えてはいませんし、医療者側も患者さんに説明する機会が与えられていません。

しかし、先進的な医療によってもたらされる恩恵は、そうした莫大なコストがかかった末に受けられるということを、患者さん側は理解しておく必要があるでしょう。

この先、さらなる医療の進歩によって保険診療による医療費が多くかかる先進的な治療法がどんどん登場していけば、患者さんの自己負担額は増えていくことになるでしょう。より低侵襲でスマートな医療を受けるためには必要な負担であることを、患者さんには理解してもらわなければならないと考えます。

がんではなく心血管疾患が原因で亡くなる「がん患者」が増えている

進歩した「がん治療の影響が心臓に及ぶ」という説も

超高齢化が進む日本では、心臓疾患とがんの関係がますます深くなっています。がん治療が大きく進化して生存率が向上しているいっぽうで、がんではなく心血管死する患者さんが増えているのです。実際、米国のがん患者300万人超を対象にした研究では、がん患者の10人に1人が、がんではなく心血管死によって死亡しているというデータがあります。

そのなかで注意しておく必要があるのは、進歩したがん治療の影響で心臓に障害が起こるケースです。たとえば、従来の抗がん剤のなかには、心臓への毒性が確認されている薬剤がたくさんあります。たとえば、肺がんや胃がんなどに対して使われる「シスプラチン（一般名）」をはじめとするプラチナ製剤は、腎機能への弊害を防止するためにある程度の輸液量を付加して投与されます。それによって心臓への負担が大きくなり、虚血性心疾患が「うっ血性心不全」の状態で発症したり、逆に利尿薬を使用したりすることで血栓塞栓症などの心血管疾患を引き起こすリスクも知られています。

分子標的薬も、免疫チェックポイント阻害薬にもリスクがある

また、肺がん、胃がん、大腸がん、乳がん、悪性リンパ腫など、使用頻度が高い土壌細菌由来抗生物資「アントラサイクリン系」の抗がん剤は、不整脈、心筋症、心筋炎、心外膜炎《しんがいまくえん》といった心臓疾患が表れる場合があります。心筋に対する毒性があり、蓄積投与量が増えるにつれて心不全のリスクが高くなり、患者さんによっては遅発性の副作用が起こり、在宅中に急変を来すケースがあることもわかってきました。

近年になって登場した分子《ぶんし》標的薬《ひょうてきやく》の多くも、高血圧、心筋障害、冠動脈疾患、心不全の副作用が報告されていますし、「オプジーボ（一般名＝ニボルマブ）」などの免疫チェックポイント阻害薬も、心筋炎、心房細動、心室性《しんしつせい》期外収縮《きがいしゅうしゅく》などの心臓障害を起こすリスクが指摘されています。抗がん剤ではありませんが、前立腺《ぜんりつせん》がんの治療などで使われるホルモン剤も、患者さんによっては一気にコレステロール値が上昇して動脈硬化の促進に傾くため、心血管疾患につながりやすくなるといわれています。

放射線治療が影響するケースも

心臓に負担をかけるがん治療は抗がん剤だけではありません。放射線治療でも、心臓に悪影響を与えるケースがあります。

近年の放射線治療は、患部に対してピンポイントに照射できるようになってきましたが、それまでは広範囲に強く放射線を当てていました。そのため、たとえば乳がんで放射線治療を受けたことがある患者さんのなかには、心臓付近の血管の石灰化が進んでいたり、弁にも影響が出ていて不整脈や心臓弁膜症を起こしたりする人もいます。以前、30代で乳がんの手術と放射線治療を受けたことがある、70代後半の患者さんの心臓手術を行ったことがあります。その患者さんは、かつての放射線治療の〝後遺症〟によって、冠動脈狭窄、心臓弁膜症、不整脈を起こしていたため、10時間以上かけて冠動脈バイパス手術、弁形成術と弁置換術、メイズ手術（不整脈治療の外科手術のひとつ）を実施しました。

こうしたがん治療の影響によって起こる心血管疾患は、「がん治療関連心機能障害（CTRCD＝シーティーアールシーディー）」と呼ばれています。がん治療を始めるまでは心臓トラブルとは無縁だった患者さんが、抗がん剤治療をスタートして数週間後に息切れや胸痛を自覚するようになり、循環器の検査を受けたところ心不全による心機能の低下を指摘されたといったケースは珍しくありません。心臓疾患は高齢になればなるほどリスクが上がります。がん治療の進歩によって、生存率が延びれば、今後はますますがん治療関連心血管疾患の患者さんが増えてくるのは間違いないでしょう。

がんそのものが、心臓や血管に悪影響を与えるケースはほぼない

ちなみに、がんそのものが心臓や血管に悪影響を与えるケースはほとんどありません。肺がんや食道がんなどの胸部外科領域のがんでは、大動脈などの血管や心臓にがんが浸潤し、最悪の場合、血管が破れて突然死を招く場合もありますが、とてもまれなケースです。

以前、肺がんが大動脈に浸潤していた患者さんの手術を実施したことがあります。肺がんに対しては担当の外科医が肺の切除を行い、私はがんが食い込んでいた大動脈を人工血管に交換する処置をしました。このように内科も外科も含め、がん専門医はがんだけを、循環器内科医や心臓血管外科医は心臓疾患を専門的に診ればいいという時代ではなくなってきています。がんと心臓疾患の両方に詳しい医師の育成を進めながら、同時にがん専門科と循環器科の連携体制をしっかり整備すべきです。

おわりに

血管と心臓の病気――男性と女性では、それぞれに異なる「注意すべき生活習慣」がある

女性には「弁の病気」が多く、男性には「血管の病気」が多い

2022年9月、男性と女性では血管と心臓の疾患発症リスク因子に、「いくつかの違い」があるという研究が世界的医学誌『ランセット』で報告されました。カナダのマックマスター大学の医師らが、35～70歳の約15万6000例を対象にした大規模前向きコホート研究（統計上、同一の性質を持つ集団への調査研究）において、さまざまなリスク因子と主な心臓血管疾患（心血管死、心筋梗塞、脳卒中、心不全の複合）の関連を解析したところ、男性は女性に比べて「脂質＝コレステロール」と「うつ症状」で心血管疾患リスクと関連が強く、いっぽう、女性は「食事」との関連が強かったといいます。もともと、心臓疾患のなかには、男性と女性で発症数や症状にはっきりした差が表れているものがあります。たとえば、高齢女性では「大動脈弁狭窄症」が多く、男性は狭心症や心筋梗塞などの「冠動脈疾患」が多いこ

とが知られています。こうした男女差は、年齢に応じたホルモンの働きや日頃の生活習慣の違いが要因と考えられているので、今回の研究で報告されたリスク因子に男女差があっても不思議ではありません。

外食は高カロリー、高脂肪食になりやすく、結果として動脈硬化を招く

なぜ、男性は「脂質＝コレステロール」と「うつ症状」が心臓や血管疾患との関連が強いのかについて、はっきりしたことはわかっていませんが、いくつか理由が考えられます。男性は20〜50代はもちろん、60歳を越えても外で働いているケースが多いため、生活習慣が偏る傾向があります。昼食は外食でパパッと済ませ、夜は会合や接待で外食したり、仕事終わりに同僚と居酒屋などに飲みに行ったりする機会も少なくないでしょう。外食は、高カロリーかつ高脂肪のメニューが多く、野菜、豆類、海藻類などがどうしても不足気味になって栄養が偏ります。そのため、コレステロール値も上がってしまうのです。コレステロールは体を正常に保つ働きがある重要な脂質ですが、悪玉といわれるＬＤＬコレステロールが増えすぎると、血管の壁に蓄積して動脈硬化の原因になり、動脈硬化は心臓疾患や脳卒中を招く大きなリスク因子です。

うつ症状は血管や血流に悪影響を与えるので、心臓の負担が増す

また、現在は女性にもいえることですが、長期にわたって外で働く人たちは、仕事の成果を求められたり、夜遅くまでたくさんの仕事をこなしたり、職場での人間関係などで大きなプレッシャーを受ける機会も少なくありません。それだけ精神的な負担も増大し、うつ症状が表れやすい環境で生活しているともいえます。

かつて、「長時間、外で働く」という存在は男性でしたが、その男性の活力にはホルモンがかかわっていました。関与する「テストステロン」というホルモンの値も20代に比べて50代では3分の2以下、60代では急速に減じて2分の1以下になり、「加齢男性性腺機能低下症候群＝ＬＯＨ（ロー）症候群」という男性更年期障害の認識も高まっています。これも男性のメンタル面に影響します。

うつ症状はストレスと深いかかわりがあり、自律神経のバランスが崩れて副腎皮質ホルモンや甲状腺ホルモンの血中濃度が増加したり、神経伝達物質が増えたりします。いずれも、過剰になると血管や血流に悪影響を与えるので、心臓に負担がかかってしまうのです。

女性は家庭で生活する時間の長さも関係

いっぽう、女性のリスク因子として「食事」との関連が強かったのは、家庭で生活する時間が長いためだと考えられます。近年はずっと外で働く女性も増えていますが、結婚を機に専業主婦として家庭に入る場合もまだ多いといえますし、心臓疾患の発症リスクが上がる高齢世代の女性ではさらに多いといえるでしょう。

家庭にはあれこれ食品が備蓄されていて、思い立ったらすぐに何か食べることができるので、知らず知らずのうちに食べ物を口にしている回数が多くなりがちです。お菓子やケーキといった甘いものをちょこちょこ食べているケースもあるでしょう。そうした積み重ねが内臓脂肪を増やしたり、肥満につながったりします。

家庭で過ごす時間が多い女性は運動不足にもなりやすく、なおさら肥満を招きやすいといえます。肥満は、脂質異常症、高血圧、糖尿病のリスクを高めます。これらは重なれば重なるほど動脈硬化が進行し、心臓疾患が発症しやすくなってしまうのです。

また最近、フランス国立衛生医学研究所などの研究で、人工甘味料の総摂取量が多い人は、心血管疾患のリスクがアップすると報告されています。近年は、人工甘味料を使ったスナック菓子や飲料、低カロリーのインスタント食品などが増えているので、家庭で無意識に口にしている人は注意したほうがいいかもしれません。
冒頭でお話しした研究論文では、「男性と女性で同様の心血管疾患予防戦略をとることが重要」としています。もちろんそれは大前提としたうえで、男性と女性ではかかりやすい心臓疾患が異なるケースがあり、より注意すべき生活習慣もあると意識しておきましょう。

心臓と血管の治療は日々進歩しています。2年後、3年後には、さらに進歩した治療法が出てくるのも事実です。ですが、心臓の不調があるのであれば、将来の進歩した治療法を待つのではなく、今現在行われているベストな治療をまず受けるのが肝要です。そのうえで、5年後、10年後に起こり得る体の変化に備えておきましょう。万一のときは、新しい治療法が必ず役に立ってきます。心臓と血管の治療では、そうした「今日の備え」がいずれ生きてくるのです。

機能と血管、構造

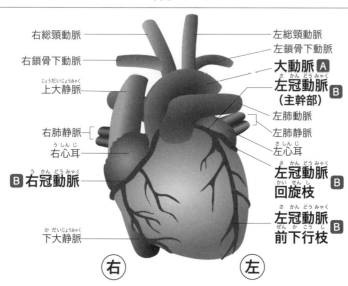

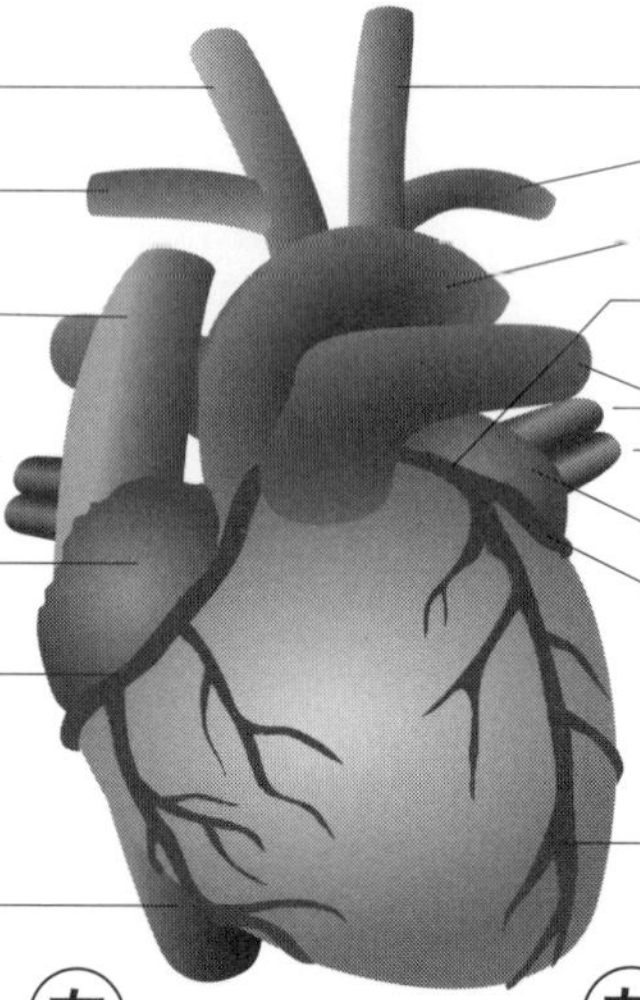

心臓は筋肉の塊。1分間に約60～90回、1日に約10万回も収縮と拡張を繰り返します

心臓はハートの形をした筋肉の塊。こぶしを軽く握ったくらいの大きさで、左右の肺に挟まれ、胸の中央のみぞおちあたりにあります。多くの成人の心臓は重さ約250～300グラム。1分間に約60～90回、1日に約10万回も収縮と拡張を繰り返し、体に新鮮な血液を送り込み、同時に体内から戻ってきた血液を取り込んでいます。体中に酸素と栄養素を供給し、二酸化炭素や老廃物を受け取る役目を担い、生命維持のために休みなく動く臓器です。

心臓から血液を送る体でいちばん太い血管

A 大動脈《だいどうみゃく》

心臓から拍出される血液は、大動脈（A）から全身へ送られます。体の中ではいちばん太い血管で、直径2～3センチ。心臓を出てからは、両足に分かれる部分まで続いています。

心臓の表面の血管は心筋に栄養を届ける血管

B 冠動脈《かんどうみゃく》

心臓の表面の血管が冠動脈（B）です。太さは、健康な成人で2～4ミリほど。大動脈から出た左右の2本の血管が心臓の表面を這《は》うように枝分かれし、心筋に酸素や栄養を届けています。

心臓図　心臓の

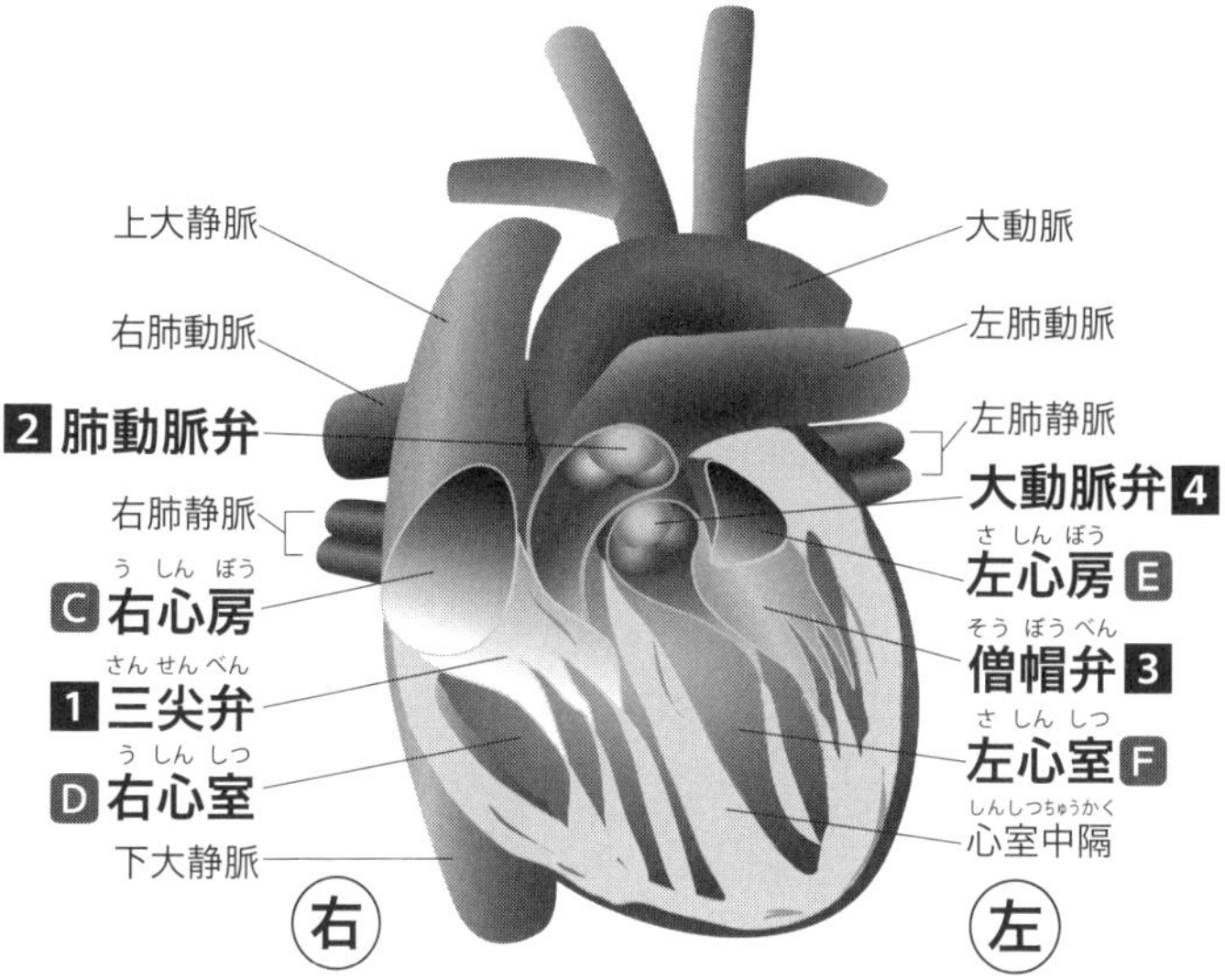

心臓にある「4つの部屋」

C 右心房《うしんぼう》
D 右心室《うしんしつ》
E 左心房《さしんぼう》
F 左心室《さしんしつ》

心臓にある「4つの弁」

1 三尖弁《さんせんべん》
2 肺動脈弁《はいどうみゃくべん》
3 僧帽弁《そうぼうべん》
4 大動脈弁《だいどうみゃくべん》

心房は心臓に入った血液を一時的にためておく部屋で、心室は血液を心臓の外へ送り出す部屋。左右の心室は同時に収縮することで、同量の血液を心臓の外へ送り出します。大静脈から戻った血液は、右心房（C）にためられ、右心室（D）へ送られます。肺動脈を経て、肺で酸素と二酸化炭素を交換し、肺静脈から左心房（E）へ戻ります。一時的にためられて左心室（F）へ送られ、大動脈から血液が全身へ送り出されます。

それぞれの弁は開いたり閉じたりし、血液がスムーズに一方通行で流れるように調整しています。三尖弁（1）は右心房から右心室への流れを調整する弁。肺動脈弁（2）は右心室から肺動脈への流れを調整する弁。僧帽弁（3）は左心房から左心室への流れを調整する弁。大動脈弁（4）は左心室から大動脈への流れを調整する弁です。

心臓血管外科医

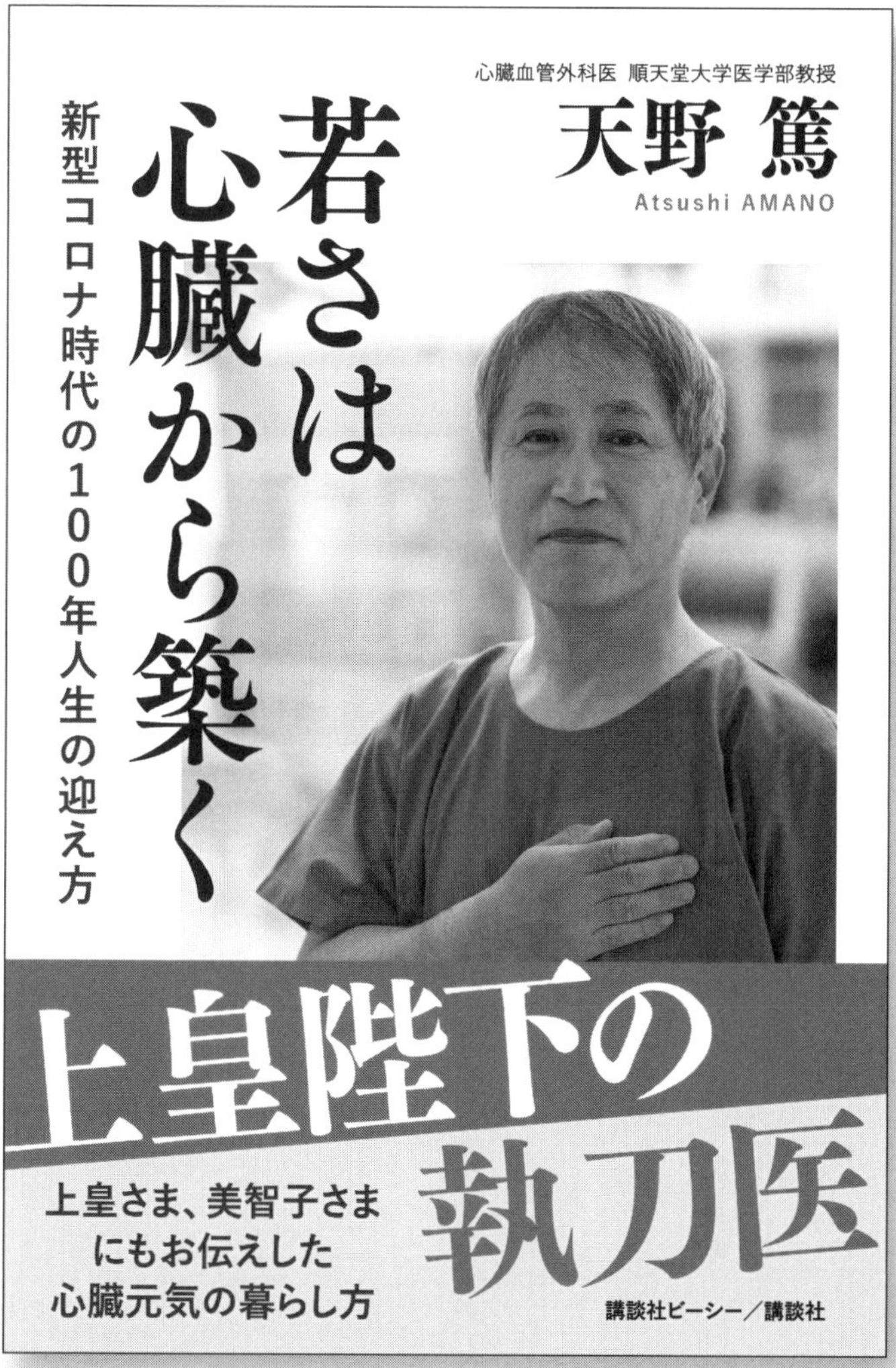
心臓血管外科医 順天堂大学医学部教授
天野 篤
Atsushi AMANO
若さは心臓から築く
新型コロナ時代の100年人生の迎え方
上皇陛下の執刀医
上皇さま、美智子さまにもお伝えした心臓元気の暮らし方
講談社ビーシー／講談社

著者紹介

天野 篤 あまの あつし

心臓血管外科医。順天堂大学医学部特任教授。
1955年、埼玉県蓮田市に生まれる。1983年、日本大学医学部卒業後、医師国家試験合格。関東逓信病院(現・NTT東日本関東病院。東京都品川区)で臨床研修医ののち、亀田総合病院(千葉県鴨川市)研修医となる。1989年、同心臓血管外科医長を経て、1991年、新東京病院(千葉県松戸市)心臓血管外科科長、1994年、同部長。2001年4月、昭和大学横浜市北部病院循環器センター長・教授。2002年7月、順天堂大学医学部心臓血管外科教授に就任。2012年2月、東京大学医学部附属病院で行われた上皇陛下(当時の天皇陛下)の心臓手術(冠動脈バイパス手術)を執刀。2016年4月より2018年3月まで、順天堂大学医学部附属順天堂医院院長。心臓を動かした状態で行う「オフポンプ術」の第一人者で、これまでに執刀した心臓血管外科手術数は1万例を超える。

60代《だい》、70代《だい》なら知《し》っておく **血管《けっかん》と心臓《しんぞう》を守《まも》る日常《にちじょう》**

2024年4月16日　第1刷発行

著者　天野《あまの》 篤《あつし》
発行者　出樋一親／森田浩章
編集発行　株式会社講談社ビーシー
〒112-0013 東京都文京区音羽1-18-10
電話　03-3943-6559（書籍出版部）
発売発行　株式会社講談社
〒112-8001 東京都文京区音羽2-12-21
電話 03-5395-5817（販売）／03-5395-3615（業務）
印刷所　株式会社KPSプロダクツ
製本所　牧製本印刷株式会社

KODANSHA

企画構成　松本滋貴（日刊ゲンダイ）
装丁・本文デザイン　坂井正規（坂井デザイン事務所）
表紙・本文各扉イラスト　iStock.com/marukopum
心臓図　なかじままり
写真　半田広徳
本文DTP　ニシエ芸株式会社
校閲　ケイズオフィス
編集　沢田 浩（講談社ビーシー）

ISBN 978-4-06-534444-6